현대의학이 직면한
패러다임의 변화

현대의학이 직면한
패러다임의 변화

| 송 창 훈 지음

한국학술정보[주]

의과대학을 졸업하고, 전공의 과정을 거친 후 대학 교수가 되어 환자를 진료하고, 가르치며, 연구한 지 벌써 20년 가까이 된다. 그동안 대학 강단에서 학생들과 함께하면서 보고 배우고 느낀 것들을 기록하여 블로그에 올려놓았는데, 이것들을 모아서 출판사에 보냈더니 출간 결정이 되었다. 부랴부랴 원고를 다시 읽어 보고 고쳐 쓰고, 첨삭하면서 한 달을 보냈다. 책을 쓴다는 것이 이렇게 고된 작업이라는 사실을 새삼 느꼈지만, 한편으로는 말할 수 없는 흥분과 즐거움으로 보낸 시간들인 것 같다. 내가 써 놓은 글을 읽고 그 글에 대한 문헌을 찾아보니, 문헌 저자 역시 나와 같은 문제의식으로 고민하였다는 것이 놀랍고, 너무나 흥미로운 작업이 되었다. 학생들에게 수업시간에 글쓰기를 시도한 것은 그저 우연한 동기에서 한 것이다. 글쓰기를 시도한 다음에 학생들의 글을 읽고 감동하기도 하고, 때론 실망하기도 하였다. 그러면서, 한편으로는 소중한 수업시간에 글쓰기를 하도록 하는 것이 과연 잘한 일인가 하는 염려도 들었다. 그런데 학생들의 글쓰기를 분석하고, 글쓰기의 가능성을 탐색하다 보니 이것은 그저 단순한 일이 아니라는 것을 알게 되었다. Charon Rita와 같은 교수나 노벨화학상을 받은 D. Herschbach 교수와 같은 분들이 화학시간에 시(詩)를 쓰도록 하고, 환자를 상대로 내러티브 글쓰기를 시도한 것들은 나를 흥분시켰다. 또한 세계적인 의학자와 과학철학자들의 글을 읽으면서 현대의학에 대한 시각을 다시 조명하는 기회가 되었다. 그리고 그들의 견해에 크게 공감하였다. 필자가 문제의식을 가지고 바라보았던 의료현장의 모습들이 의철학자와 사회학자의 눈에는 이미 상당부분 철학적 개념화가 마무리된 사실들이었다. 사실 필자는 이 책을 쓰면서 많은 것을 새롭게 배우게 되었다.

　의과대학 교수로서 나는 늘 행복감과 긍지를 갖고 있다. 학생들의 총명한 눈빛과 젊음을 볼 때 한없이 사랑스럽고 기쁘다. 나이가 들어가면서, 그리고 두 아들이 벌써 대학생이 되어 의학을 공부하고 있어서 그런지, 필자에게 학생들은 아들과 딸처럼 사랑스럽다. 그리고 병원에서 밤낮없이 일하면서 잠이 부족한 인턴과 전공의를 보면, 내 아들, 딸을 보는 듯 마음이 안쓰럽다. 그러나 강단에 서서 가장 황폐함을 느꼈던 순간이란 필자의 경우 성찰과 비전이 없이 단편적 논리의 실용적 사고로 일관하는 학생들의 모습을 대하는 순간이었다. 인문적 사고가 결핍되고, 자기 성찰과 가치관, 그리고 비전에 있어서 황무한 마음을 대할 때 그런 황폐함을 느낀다. 그리고 의학교육에 깊은 문제의식을 갖게 된다. 임상의사로서 병원에서 환자를 대하는 의료진들의 모습에서, 또 응급실에 누워있는 환자가 겪는 고충을 볼 때면 현대의학이 지니는 모순과 한계를 절감한다. 첨단 의료장비에만 의존하는 의료 시스템을 보면서,

의사들의 획일적인 사고와 동질의 가치관을 바라보면서 나는 현대
의학의 모순과 딜레마를 생각한다. 환자를 분과학적, 생물학적 과
학 제일주의로만 접근하는 방식에 소외감을 느낀다. 이러한 생각들
을 글로 써 놓았는데, 이번 기회에 다른 학자들의 생각과 연구를
통해서 객관적으로 비추어 보고자 노력하였다. 그렇지만 사람은 자
기가 좋아하는 말만 듣고, 좋아하는 글만 읽는다. 이번에 필자가
참고한 문헌들은 필자의 서재에 여기저기 꽂혀 있던 관련 서적들
이다. 그러니 평소에 필자가 관심을 두고 구입한 책들이란 점에서
주관성과 편견을 완전히 배제할 수는 없을 것이다. 결국, 이 책에
서 필자가 논리로써 전개한 내용이란 철저하게 필자의 해석학적
입장을 거친 것들이다. 독자는 늘 책을 읽되 비판적 안목으로 읽
어야 함이 이 때문이라 생각한다. 그렇지만 이 책이 말하는바, '현
대의학이 직면한 패러다임의 변화'는 필자가 확신하는 현대의학의
지향점임에는 재론의 여지가 없다.

　현대의학에서 인간성은 회복되어야 한다. 인문의학적, 사회의학
적 측면도 회복되어야 한다. 그리고 의학적 접근방식에서도 자연의
학과 대체의학에서 말하는 전인적인 접근, 통합적인 접근방식에 귀
를 기울여야 할 것이다. 의사들의 고착화된 사고, 폐쇄적 과학주의
사고방식은 이러한 변화를 수용하기에는 쉽지 않은 부분이 있다.
그런 점에서 나는 의학교육 과정에서 인문학과 독서, 글쓰기와 같
은 사고의 신축성과 논리성을 기르는 교육이 필요하다고 생각한다.
여러 분야의 글을 읽고, 폭넓은 안목으로 인간과 질병과 사회를
볼 수 있어야 하리라.

　제4편은 필자가 교수로서 대학에서 연구한 여정(旅程)을 돌아본

것이다. 이를 통해 현대의학 연구에서 짚고 넘어야 할 많은 부분들이 암시적으로 서술되었다고 생각한다. 현대 의과학 연구의 태생적 위치와 생명공학 기업과의 관계도 엿볼 수 있을 것이다. 비록, 필자의 소박한 연구 여정이지만, 이를 인문학적 성찰의 측면에서 살펴보는 것도 의미가 있으리라 생각하였다.

의학 교육자로서, 의학 연구자로서, 그리고 임상 의사로서의 역할이 때로는 과중하여, 스스로의 한계를 느끼면서 고뇌하기도 한다. 그러나 하나님께 기도할 때마다 위로부터 임하는 용기와 새로운 믿음이 나를 다시 일어서게 하는 것을 느낀다. 약속의 땅을 향해 가는 순례자와 같이 나에게 주어진 의학연구와 교육, 그리고 의사로서의 사명을 감당하고자 기도한다. 곁에서 헌신적인 섬김과 사랑으로 함께해 주는 사랑하는 아내 사라 동역자에게 감사를 표한다. 어려울 때마다 기도해 주시는 부모님께 감사의 마음을 올려드린다. 모든 영광과 감사를 하나님께 올리며 책의 서문을 마친다.

2008년 10월 만추의 계절에
송창훈

제3편 현대의학이 직면한 패러다임의 변화 / 101

제1편

글쓰기와 의학교육

- 글쓰기를 통한 의대생들의 의식 연구
- 글쓰기와 의학교육

글쓰기를 통한 의대생들의 의식 연구

:: 의대생들의 글쓰기

의대생들은 과연 어떤 생각을 하고 있을까? 의대생들의 가치관은 무엇일까? 의대생들은 현행 의학교육에 대하여 어떤 생각을 하고 있을까? 등등 의대생들의 생각에 대해서 궁금하기는 교수들도 마찬가지이다. 의과대학의 정원이 140여 명 정도이니, 교수가 학생들과 일일이 만나서 대화한다는 것은 좀처럼 쉬운 일이 아니다. 한동안 나는 내가 강의를 들어가는 의학과 2학년 학생 전원을 개인적으로 만나서 얘기해 보기로 결심하고, 실행에 옮긴 적이 있다. 강의가 끝나고 이어서 점심시간이었는데, 학생들을 몇 명씩 정해서 함께 학교 식당에서 점심을 같이하는 것이었다. 교수로 막 임용되고, 강의를 거의 일 년 내내 하던 때의 일이다. 지금은 일 년에 고작 몇 시간밖에 강의시간이 주어지지 않는 이유도 있지만, 학생들과 일일이 대면하여 얘기를 나누는 기회가 거의 없다. 한 사람의 의사로 빚어지는 의과대학 시절, 의대생들은 인격과 인격이 만나는 인성교육(人性敎育)은 주로 동아리 활동과 개인적인 과외활동으로 충족되는 실정이다. 학생들은 그야말로 과도한 학습량과 시험으로 자기 성찰의 시간을 갖기가 어렵다. 의대생들이 책을 읽고, 인생을 성찰하며, 자기를 돌아보는 시간을 가지려고 한다면 대단한 용기가 필요할 것이다. 그러다 보니, 의대생들은 전반적으로 자기 성찰의 기회가 없다. 이러한 문제의식 가운데 나는 글쓰기를 의학교육 현장에 적용하고자 시도하였다.

글쓰기는 단순히 의사소통의 도구이거나, 커뮤니케이션의 수단만이 아니라, 그 사람의 인격과 삶, 사상과 혼이 담겨 있는 그 사람의 삶 자체이다. 글쓰기는 대학교육의 중요한 목표이자 목적이라고 해도 지나치지 않을 것이다. 그래서 대학들마다 '문장센터'와 같은 글쓰기를 돕고 활성화하는 기구를 만들어 글쓰기 교육과 활용에 힘을 기울이고 있다. 현대 학문이 분과화되면서, 이공계 분야의 교육과 학문에서 글쓰기가 소외당하고 있음을 부인할 수 없다. 글쓰기는 의대생들의 생각을 읽을 수 있는 좋은 기회가 될 뿐만 아니라, 글쓰기를 통하여 자신을 성찰하고 인문학적인 사고(思考)를 할 수 있는 기회가 되기 때문이다.

나는 최근에 의학교육 현장에서 학생들에게 글쓰기 시도를 하였다. 글쓰기는 대개 수업 내용과 관련되거나, 수업 내용과 관련이 없는 경우는 강의를 마치는 마지막 시간을 내어서 학생들이 글쓰기를 하도록 하였다. 글쓰기의 주제로는 주로 그들의 정체성과 비전을 묻는 질문들로서 '나의 꿈과 비전', '국가와 나' 등을 제시하였고, 의대생들이 의학교육과 의사의 길에 대해서 어떻게 생각하는

가를 묻는 주제로서 '나와 의학의 길', '의술은 아직도 인술인가?', '의학교육의 미래와 문제점' 등으로 하였다. 그리고 의술의 기본적인 윤리개념을 묻는 인간의 생명관에 대한 주제로서 '인간생명에 대한 소고(小考)'를 주제로 정해서 글쓰기를 유도하였다.

글쓰기에 참여한 학생들은 의예과 2학년, 의학과 2, 3, 4학년이었다. 의예과 2학년은 의학윤리를 담당하는 교수가 강의 마지막 주에 글쓰기를 유도하였고, 의학과 2, 3학년은 산부인과 강의 시간을 할애하였다. 그리고 의학과 4학년은 의사윤리 시간을 이용하여 글쓰기를 시도하였다. 글쓰기는 강의실에서 수업의 일부로서 이루어졌다. 글쓰기에 주어진 시간은 적게는 30분에서 60분까지 주어졌다. 학생들이 준비한 A4용지에 각자 학번과 이름을 쓰도록 함으로써 글에 대한 신뢰성을 높이도록 하였다. 시간이 종료되면 학생들이 작성한 글을 모아서 학년별로, 주제별로 묶어서 제본하였다. 학생들이 쓴 글은 대부분 A4용지 1~2쪽이었으며, 아주 짧은 글도 있었으나 2쪽을 넘는 글은 없었다. 학생들이 작성한 글들은 국문학 전공 교수와 철학 전공 교수, 그리고 글쓰기를 주관한 필자가 각각 읽고 분석하는 작업을 하였다. 글에 대한 분석방법으로서, 학생들이 쓴 문장의 수(數), 미완성 문장의 수(數), 글의 성격, 글의 설득력, 글의 구성, 철학적 성찰능력, 글의 내면화 정도, 주제에 대한 접근방식 등을 보고자 하였다. 그리고 이러한 결과물에 대해서 2003년 제주에서 열린 한국의학교육학회 학술대회의 연구공모과제 결과발표로서 발표한 바 있다.

글쓰기의 전체적인 성격으로서 논술형의 글쓰기, 사변적인 글쓰기가 가장 많았고, 수필이나 수기, 자기 성찰과 같은 자기 체험에 대한 기술방식은 상대적으로 낮았다. 즉, 글쓰기의 기조가 이미 알고 있는 지식과 정보, 교육적 영향에 의한 글이었다. 글의 설득력이란 자신이 말하고자 하는 바를 논리적이며 공감을 유도하는 합리성에 기초하는 것을 의미한다. 그렇다고 할 때, 의대생들의 글의 설득력은 학년에 따른 차이가 없었다. 오히려 의학과 2학년의 글에서 가장 설득력이 약한 모습을 보였다. 글의 구성에 있어서도 의예과 2학년의 글이 의학과 2학년이나 4학년의 글보다 치밀한 구성력을 보이고 있었고, 전체적으로는 '매우 우수'나 '우수'보다는 '보통'과 '미흡'으로 평가되는 글이 많았다. 글의 철학적 성찰에 있어서는 철학 교수의 강의를 받고 있던 의예과 2학년의 글에서 철학적 성찰경향이 두드러지게 높은 반면, 의학과 2학년과 4학년의 글에서는 '보통'과 '미흡'이 많았다. 문장의 성격으로는 장문(長文)이 많았는데, 어떤 경우는 글쓴이가 말하고자 하는 바가 무엇인가를 파악하기 어려운 문장들도 있었다. 장문과 함께 가장 흔히 보이고 있는 문장 형태가 미완성 문장이었다. 자기 생각을 완성하여 명확히 서술하기보다는 이런저런 생각과 느낌 가운데 생각이 정리되지 않은 문장들을 많이 접할 수 있었다. 의학과 2학년의 글쓰기의 능력에 있어서 자신의 사고를 논리적으로 전개시킨 글이 드물며, 사고의 내용이 일반적으로 단순하고 내면화된 사고의 깊이를 거의 찾아볼 수 없었다. 또한 표현력에 있어서 문체가 거의 획일화되어 있었으며 문장의 형태가 단조롭고, 의학적인 용어를 많이 썼으며, 어휘사용이 빈약하였다. 글쓰기를 통해서 이러한 주제에 대해 사고하는 것에 대한 이질감과 부담감을 느끼고 있었다. 간혹 이러한 사고를 하고 글을 쓰는 것을 귀찮아하는 태도를 엿볼 수 있었는데, 예를 들면 주어진 주제가 '～인가?'라는 글에서 몇몇 학생들은 시험지에 답을 쓰듯이 번호를 붙여서 문장이 아닌 단어를 나열하는 글쓰기를 하는 경우도 있었다. 이와는 대조적으로 글쓰기를 할 수 있도록 해 준 교수에게 감사를 표시하면서, 의과대학 과정에서 글쓰기와 같은 자기 성찰의 기회에 목말라하는 학생도 있었다. 또 의과대학에 입학한 후 자신에 대한 내면적 글쓰기가 전혀 없었다고 토로한 학생도 있었다.

이러한 글쓰기를 통하여 얻은 결론은 다음과 같다.

첫째, 글쓰기는 의대생들에게는 낯선 작업이었다. 의과대학 교과과정 중에서 의예과 과정을 제외하고는 글쓰기의 기회가 없었다. 어떤 학생은 의과대학에 들어온 후 5년 동안 자기 자신에 대해 두 줄 이상 글을 써 본 적이 없었다고 하였다. 물론 의학교육 과정에서 많은 량의 과제물이 제시되지만, 주로 인터넷에서 가져온 객관적인 기술들만을 인용하거나 편집하는 경우이다. 자신의 생각과 느낌, 의견을 논리적으로 기술하고, 자기 성찰을 하는 글쓰기는 없다. 이렇게 객관적, 과학적 사실만을 나열하는 사고훈련에 익숙하다 보니, 주관적인 견해와 생각을 정리하는 글쓰기에서는 당황하기도 하고, 심지어는 거부감을 드러내는 경우도 있다. 우리나라 이공계 대학의 전반적인 문제이기도 하겠지만, 에세이는 대학교육에서 매우 중요한 학습이고 훈련이다. 에세이 즉, 글쓰기는 생각하는 사람, 사물과 사건을 종합하고 분석하여 결론을 도출할 수 있는 리더십을 키워 준다. 글쓰기를 배제한 교육은 문제가 있다. 기술과 과학적 지식만을 강조하고, 개인의 사고력과 인성을 무시하는 교육이 되기 때문이다. 결국, 의학교육에서 글쓰기의 지속적이고 체계적인 시도와 노력이 필요하다.

둘째, 의학교육 과정에 글쓰기 과정을 도입하거나, 글쓰기를 학습방법의 하나로 활용하는 길을 적극 모색해야 한다. 나는 글쓰기 원고를 읽으면서, 많은 감동과 탄식을 경험하게 되었다. 학생들의 글을 읽는다는 것이 무엇인지 알 수 있었다. 글쓰기는 놀라운 인성교육이며, 의학교육이다. 글쓰기는 의학교육에 대한 가장 정확한 피드백이다. 그러나 일회적이고, 돌발적인 글쓰기는 충분한 학습효과를 낼 수 없다. 의학교육 과정에 글쓰기 교육을 도입하거나, 글쓰기를 학습방법의 하나로 도입하여 의대생들이 지속적으로 에세이를 가까이하고 활용하는 훈련을 해야 한다.

셋째, 학생들이 글쓰기를 거듭하는 가운데, 이들의 글에 나타난 생각과 사상들을 추적하고 분석하는 작업이 병행되어야 한다. 글쓰기가 글쓰기로 끝나 버린다면 아무런 교육적 효과를 찾기 어려울 것이다. 그러나 글쓰기에 나타난 학생들의 의식을 분석하고, 그 경향을 비교하며, 그에 따른 교육적 개입을 시도하여 추구하고자 하는 목적을 향해 나아가야 한다. 의학과 1학년의 생각과 의학과 4학년의 생각이 같을 수 없다. 의학교육 과정에서는 이러한 생각과 인식의 변화에 귀를 기울여야 한다.

넷째, 글쓰기를 교육과정이나 학습방법의 하나로 활용하고자 할 때, 글쓰기에 대한 잘 고안된 커리큘럼의 연구가 필요하다. 임의로 주제를 제시하고 글쓰기를 유도할 수 있듯이, 텍스트 문장을 제시하여 그 글을 읽고 글쓰기를 하는 방법도 있으며, 사건 체험을 통한 글쓰기, 주제를 제시하고 그룹별 학습을 진행한 후에 하는 글쓰기, 책을 읽고 하는 글쓰기 등등 다양한 글쓰기의 방법과 운용

방식을 적용할 수 있을 것이다.

다섯째, 학생시절의 글쓰기와 졸업 후 의사가 된 후의 글쓰기를 연계하고 추적하여 분석하는 방법도 의미 있는 작업이라고 생각한다. 의학교육은 결국은 학생들이 사회에서 의사로서 활동하는 것을 궁극적인 목표로 하고 있다. 학교에서 배출한 의사들의 현장 글쓰기는 의학교육에 대한 성찰과 평가, 개선에 중요한 의의가 있다.

결론적으로 나는 의학교육 과정에 글쓰기를 교과과정과 교육방법으로 활용하는 방안을 적극 제시한다. 이는 글쓰기가 단순히 기술방법(記述方法)의 문제가 아니라, 의사로서의 사회화 과정에 있는 인격체의 생각과 사상, 가치관과 정체성의 문제이며, 동시에 통합적 사유능력의 문제이기 때문이다.

:: 생명에 대한 인문학적 성찰

의대생들은 장차 의사가 되어 인간의 건강과 질병을 다루는 일에 종사하게 된다. 인간의 건강과 질병의 문제는 곧 인간생명에 대한 경외심과 생명존중이 바탕이 된다. 따라서 의사가 될 의대생들이 어떤 생명관을 가지고 있는가를 살펴보는 것은 매우 중요한 일이다. 의대생들에게 '인간생명에 대한 소고(小考)'라는 주제를 제시하고 글쓰기를 하도록 하였을 때, 이들이 쓴 글에서 현재 의대생들이 갖고 있는 생명관에 관한 생각들을 읽을 수 있었다.

글쓰기에서 알 수 있는 바로는 우선, 인간생명에 대한 기본적인 존엄성을 지지하였고, 인간생명에 대한 자기 확신을 얻고자 노력하는 모습이었다. 이들은 장차 의료인으로서 인간생명의 존엄성을 지켜야 한다고 하는 책임의식도 있었다. 그러나 인간생명에 대한 구체적인 성찰이 부족하였고, 생명관의 정립이 미흡하여 갈등과 혼동을 보이는 경우가 많았다. 대부분의 의대생들은 인간생명의 존엄에 대해서 이미 초, 중, 고등학교의 윤리시간에 배워 온 사실들에 기초하여 글쓰기를 하고 있었다. 그러나 인간생명에 대한 자기 내면화 작업이 미흡하였다. 학생들은 학교에서 수업 중에 본 영상 매체나 임상실습 과정의 환자의 죽음, 혹은 장애아 의료봉사활동을 통해 크게 영향을 받은 것으로 나타났다. 글쓰기에 나타난 의대생들의 인간생명에 대한 딜레마로서는 '인간생명의 존엄과 삶의 질은 무엇이 우선한가?', '인간생명의 가치를 비교하고 평가하여 점수를 매길 수 있는가?', '식물인간이나 전신마비 환자와 같은 삶에도 삶의 가치가 있는 것인가?', '인간생명이 존엄하다면, 동식물의 생명도 마찬가지로 존엄한 것이 아닌가?' 등의 질문이었다. 즉, 의대생들은 인간생명의 기원과 존엄의 문제, 삶과 죽음의 문제, 생명 자체의 존엄성 문제, 삶의 질의 문제, 인간 존엄성의 근거, 그리고 윤리적 원칙과 현실 사이의 괴리(乖離)와 같은 철학적 문제로 고민하고 있었다. 그러나 이러한 문제들에 대한 성찰의 기회가 절대적으로 부족하며, 이러한 문제들에 대한 사고능력도 미흡하였다. 그럼에도 불구하고 이들은 장차 생명을 다루게 될 의사로서 사회적, 윤리적 책임의식을 가지고 있었다.

생명관에 대한 글쓰기가 말해 주고 있는 바는 의대생들이 삶과 죽음을 비롯한 인간 본연의 철학적 문제로 진지한 고민을 하고 있으나, 현행 의학교육 과정에서 이러한 문제들을 충분히 다루지 못하고 있다는 사실이다. 즉, 과학과 지식, 그리고 기술 위주의 기계론적 의학교육으로 말미암아 정작 인간생명에 대한 철학적 사고와 토의를 거쳐 생명관을 정립할 수 있는 기회가 주어지지 않고 있는 것이다. 보다 근원적으로 접근한다면, 현대과학기술 분야의 교육에서 인문학적 성찰의 훈련은 없다. 의사가 되어 인간의 삶과 죽음의 문제에 직면하면서 일상의 업무를 수행하게 될 의대생들에게 삶과 죽음의 철학에 접할 수 있는 기회를 부여하고 있지 않는 것이다. 고도로 발달한 의과학 기술을 장차 현장에서 사용하게 될 의대생들에게 의과학 기술이 안고 있는 사회적, 윤리적, 철학적 문제로 사고(思考)할 수 있는 훈련을 하지 않는다. 결론적으로, 의학교육에서 인문사회학적 교육과 훈련이 충분히 반영되도록 해야 하는 것이다. 글쓰기가 말해 주고 있는 바로는 의학교육에서의 인문사회학적 교육이 현재의 의학윤리 과목으로만 충분하다고 합리화할 수 없다는 사실이다. 의대생들은 이러한 인간 본연의 철학적 문제들을 초, 중, 고등학교 시절의 윤리시간이나 의예과 때 수업 중에 보았던 동영상 등을 통해서 개념 정립을 해 가는 실정이다. 결국, 성찰과 철학적 깊이가 없는 기술의 발달은 문명의 이기(利器)이자 동시에 사회적 해악(害惡)으로 작용하게 된다. 특히 인간 생명의 영역을 기술의 대상으로 삼고 있는 의료인에게 철학과 성찰이 없는 과학기술은 그야말로 위험한 도구로 전락할 수 있다는 사실을 외면해서는 안 된다.

글쓰기를 구체적으로 분석해 보면, 인간의 생명과 생명윤리에 관한 기본 입장에서 학생들은 다양한 견해를 보이고 있었다. 학생들의 글쓰기에 기술된 생명관에 관한 개념들을 중심으로 나열하면, '생명은 모두 존엄하며, 인간을 포함한 모든 생명체는 동일하게 존엄하다', '생명은 그 자체로서 절대적으로 존엄하다', '생명은 하나님이 창조하신 존엄한 것이다', '인간의 생명은 생물학적 진화론적으로 얻어진 것이다', '인간의 생명의 존엄도 삶의 질이 보장되는 범위에 국한된다', '인간생명의 존엄도 상황에 따라 달라질 수 있다', '인간생명의 존엄은 사회적 윤리에 따라 지켜져야 한다' 등이었다.

또한 명확한 생명관을 제시하지 못하는 경우도 많았다. 동시에 생명윤리적인 문제에 있어서 분명한 가치기준을 제시하는 경우는 일부인 반면, 윤리적 기준이 불확실하거나 윤리적 입장을 밝히지 않는 경우가 대부분으로서 학생들의 생명윤리에 대한 정체성 확립이 미흡한 것으로 나타났다.

과연 의학교육 과정에서 생명관과 생명윤리에 대한 정의(定義)가 가능한가? 현대 대학교육의 특성은 가치중립적인 입장을 취하고 있다. 그래서 의학교육 과정에 특정한 생명윤리를 주장하거나, 가르치는 것을 금기시하고 있다. 그렇다면, 생명관과 생명윤리에 대해서는 개방적인 입장으로 일관해도 된다는 말인가? 나는 최소한 의료인의 사회적 역할과 책임을 고려할 때, 생명관과 생명윤리의 기본적인 틀은 제시해야 한다는 생각이다. 즉, 사회적 책임과 사명을 생각할 때, 의학교육에서는 다음과 같은 생명윤리적인 입장을 지향할 것을 제시한다.

첫째, 상황윤리적인 입장보다는 윤리적 절대가치를 지향해야 한다. 상황윤리는 인간의 상황과 필요에 따라 언제든지 그 기준을 새롭게 조정하게 된다. 과학의 발달과 이해관계가 변하게 되면, 상황윤리는 그 기준을 바꾼다. 따라서 생명윤리에 한해서는 윤리의 절대적인 가치기준이 있어야 한다. 예를 들면, 낙태의 경우 상황을 고려하여 낙태의 윤리적 허용 범위를 설정한다면, 그 기준은 언제든지 변할 수 있는 것이다. 낙태의 경우 인간생명과 태아의 생존권에 대한 절대적 기준이 있어야 한다.

둘째, 인간은 단순히 생물학적 존재가 아니라 영, 혼, 육을 지닌 존재이다. 인간이 동물과 다를 바 없는 생물체이며, 진화의 산물이라고 한다면, 인간의 존엄과 가치는 무너지고 말 것이다.

셋째, 인간의 존엄은 삶의 질(質)에 의해서 평가되지 않는다고 하는 입장이다. 이 문제는 가장 많이 혼돈과 갈등을 낳는 문제이다. 그래서 많은 학생들이 인간의 존엄과 삶의 질(質)을 연계하여 생각한다. 뇌성마비나 선천성 기형아의 경우 삶의 질을 문제 삼아 존엄성이 상실되는 것은 아니다. 인간생명은 질적인 문제나 사회적 효용성의 측면에서 평가될 수 있는 것이 아니라고 하는 입장을 지지해야 할 것이다.

넷째, 개인의 권리와 자유가 중요하지만, 사회적 규범을 무너뜨리면서 개인을 앞세울 수는 없는 것이다. 즉, 개인이 존중되어야 함은 물론이나, 사회적 가치와 충돌하는 경우에는 사회윤리가 우선이어야 한다. 마지막으로 온생명주의가 설득력이 있을지라도, 인간 중심의 생명존엄과 가치를 무너뜨려서는 안 될 것이다. 동식물의 생명도 소중하고 존엄하다. 그렇다고 학생들의 글쓰기에 나오듯이 파리나 모기의 생명과 인간의 생명이 같을 수 없는 것이다. 인간은 어디까지나 중심에 서 있는 존재이다. 그런 면에서, 인본주의적 입장은 소멸되지 않는다.

:: 의학교육은 변(變)해야 한다

의대생들에게 '나와 의학의 길'이라는 주제를 주고, 글쓰기를 하
도록 하였다. 글쓰기를 한 대상은 의학과 2학년 140명이었으며, 학
생들이 쓴 글은 국문학과 교수, 철학과 교수, 그리고 필자가 각자
의 전공 분야 관점에서 분석하였다. 그러면, 의대생들은 '나와 의
학의 길'에 대해서 어떤 글을 쓰고 있는가?

첫째, 의학교육 과정에서의 학습체험

많은 학생들이 의과대학 생활에서의 학습체험을 소재로 글쓰기
를 하였다. 그리고 공통적으로 보이고 있는 의과대학 학습에 대한
소감으로서 과중한 학습량과 시험에 대한 심리적 부담감을 표출하
고 있었다. 특히 기계적인 학습방식에 따른 학문에 대한 창의적이
며, 지적인 호기심의 부재와 자기 성찰의 기회가 주어지지 않는
교육환경에 대한 체험을 서술하였다. 가장 많이 등장하는 특징적인
문장들은 다음과 같다.

"학업의 부담으로 의학의 길이 너무 힘들다.", "과도한 학습량 때문에 자신의 길
에 대한 사고의 폭이 좁아지고 있다. 인문학적 사고가 갇혀 있다.", "생각할 틈이나
여유조차 없는 나의 의과대학 생활 …… 시험 준비로 바쁜 나날들……", "학문에
대한 행복한 이해와 창의적 고민으로 잠조차 오지 않는 euphoria를 과연 체험할 수
있을지……", "학생 신분으로서의 의학이 싫다. 의학보다는 강의란 말밖에 들리지
않고, 다들 자기중심적이며, 생활의 여유가 없다.", "낙제당하지 않으려고 무작정
외우는 학습이며, 가야만 하지만, 너무도 힘든 길이다.", "우물 안의 개구리 식 공
부이다. 인격의 완성에 도움을 주는 학업과정이 부족하다.", "의학공부를 하면서 가
끔씩 문학책에 관심을 갖게 되면 이러면 안 되는데 걱정을 하게 된다."

학생들이 의학수업을 감당하는 것이 너무 힘들다고 한다면, 학
습의 부담을 줄여 주면 되는 것인가? 이미 의학전문대학원으로 전
환되는 과정에서 기존에 비해 거의 절반 수준으로 강의학습 시간
이 줄어들었다. 대신 임상술기와 실습에 할애된 시간이 많아졌다.
대학에서 학생들이 갖는 전공공부에 대한 부담이 우리나라 의과대
학의 일만은 아니다. 오히려 미국이나 유럽에서 학생들이 학업에
쏟는 열정과 노력은 우리나라 대학들에 못하지 않다. 그렇다면 무
엇이 문제인가?

나는 의학교육의 기본 패러다임에서 변화가 와야 한다는 생각이
다. 기존의 교수 중심의 강의일변도 방식, 그리고 지식의 전달 위
주 방식은 개선되어야 한다. 날로 증가되어 가는 방대한 의학정보
를 교수가 모두 전달해 주지 못한다. 중요한 것은 문제를 해결하
는 문제해결 능력이며, 의학적으로 사고(思考)하는 의학적 추론(追
論) 능력이다. 많은 량(量)의 의학지식을 암기하여 시험지에 옮겨
쓸 수 있는 기억력 훈련보다는 제시된 문제를 풀어 나가는 접근방
식, 사고방식을 훈련하는 것이 중요하다. 한 예로서, 문제중심학습
(PBL)[1]은 학생들이 많은 시간 강의를 듣고, 암기하는 학습이 아니
라, 소그룹으로 토의하고, 자율학습을 원칙으로 증례를 고찰하는
방식이다. 필자는 의학과 3학년 산과학 수업에서 증례학습(症例學
習)이라고 하는 수업모델을 만들어서 강의시간에 학생들과 증례를
공부하는 방식으로 수업을 운영한다. 100분간의 수업 중에서 전반
부 50분은 학생들이 그룹으로 나뉘어 주어진 증례를 토론하는 방
식으로 운영되고, 나머지 50분 동안은 강의실에 전체가 모여서 증

---

1) PBL(Problem Based Learning); 문제중심학습

례를 설명하는 방식으로 운영된다. 증례학습은 교과서 내용을 순서대로 강의하는 이론식 강의가 생략되기 때문에 학생들에게 다소 어렵고, 생소하다는 단점도 있으나, 학생 자율학습을 유도하고, 증례를 직접 접하기 때문에 이론과 실제가 통합되는 장점이 크다.

둘째, 의학이라는 학문에 대한 견해

학생들은 의학이라는 학문 그 자체의 특성에 대한 깊은 성찰을 하고 있지는 않지만, 타 학문, 특히 인문사회과학의 접목에 대한 필요성을 자각하고 있었으며, 특히 현재의 의학교육은 인간관계의 중요성에 대한 시각이 결여되어 있다는 점을 지적하고 있다. 그리고 학문의 궁극적 가치가 인본주의에 입각한 사회적 실천과 봉사에 있다는 일반적인 생각을 피상적으로 피력하고 있다. 다음은 글쓰기에 나타난 대표적인 글이다.

> "의학은 무궁무진하고 광범위한 어려운 학문이며, 다른 학문과의 통합적인 자세가 필요하다.", "의학의 궁극적 가치는 다른 학문과 마찬가지로 인간과 사회에 행복을 증진시켜 준다.", "의학을 공부하는 목적은 휴머니즘의 실천에 있다.", "의학과 사회, 종교, 인간관계의 중요성에 대해 느낀다.", "오늘날은 의학과 다른 학문과의 접목이 필요한 시대이다.", "의학은 사회 구성원들 속에서 뿌리내리고 성장해 가야 한다.", "인본주의에 입각한 학문으로서의 의학이 우선시되어야 하며 인문학과의 통합이 이루어져야 한다."

학생들이 생각하는 의학이란 인문사회과학과의 통합, 인문학과의 통합, 인간과 사회와의 관계성을 매우 중요하게 생각하고 있다는 점이다. 오늘날 의학은 인문사회과학을 외면하고 있다. 오늘날의 의학은 인간관계와 사회문제를 외면하고 있다. 오직 과학적 정보와 기술에 의존한다. 의과대학의 커리큘럼에서 인문사회과학은 겨우 명맥을 유지하는 체면치레용일 뿐이다. 의대생들은 의학교육을 받으면서 인문사회과학적 훈련에 접할 수 있는 기회가 없다. 결국, 오늘날의 의학교육을 통해 배출되는 의사는 과학 위주의 의학교육을 받은 과학적 사고방식의 소유자들이다. 의학은 본래 사회과학이다. 그러나 오늘날의 의학은 자연과학자의 주 활동무대가 되었다. 사회의학은 여기저기서 배척을 당하고 있다. 결국 학생들이 글쓰기에서 지적한 의학의 타 학문과의 단절은 의료현장에서 그 영향력이 나타나며, 의료체계와 의학연구에서 그러한 현상이 나타난다. 의학은 통섭(統攝)의 시대에 단절(斷絶)의 학문이 되었다. 따라서 의학은 타 학문과의 소통(疏通)의 학문이 되어야 한다. 의학은 타 분야와의 잡종교배(雜種交配)가 이루어져야 한다. 의학은 인문사회과학과의 통합(統合)의 학문이 되어야 한다. 의학자는 학문적 월경(越境)을 시도해야 한다. 그런데 오늘날 의과대학의 분위기는 매우 보수적이다. 타 분야 전공자들을 인정하려 들지 않는다. 타 분야 종사자들과 협력하여 일하는 것을 좋아하지 않는다. 순종(純種)만이 최고라는 생각을 한다. 그것이 의학을 편협하고 경직된 지엽적 학문이 되게 한 원인이다. 이제 의학은 타 분야를 아우르는 연계와 통합, 통섭과 잡종교배의 학문이 되어야 한다. 그러할 때, 의학은 인간을 인간으로서 전체를 다루는 본연(本然)의 역할을 회복할 수 있으리라고 생각한다.

셋째, 의사(醫師)로서의 자아상(自我像)

학생들 대다수가 의학의 과정을 필연적으로 나아가야 하는 길로 받아들이고 있지만, 자아 정체성과 자기실현에 관련하여서는 본인이 원하는 의사상(醫師像)을 제시하지 못하고 있었다. 의사에 대한 부정적인 사회적 인식을 접함으로써 사회가 요구하는 의사의 역할과 책임감을 원론적인 입장에서 서술하는 모습을 보였다. 글쓰기에 나타난 특징적인 표현들로서는 다음과 같다.

"의사라는 직업이 사회변화와 밀접하다는 자각을 하게 되었다.", "공부뿐만 아니라 인격적인 면까지 겸하여 최선을 다하자.", "의사라는 직업의 가장 큰 매력은 남에게 도움을 주며 돈을 벌 수 있다는 것이다.", "대의(大醫)는 사회를 함께 고치는 사람이다.", "의학공부는 혼란스럽지만 사회적 봉사를 할 수 있는 의사에 대한 꿈을 가지고 있다.", "성직자와 같은 의사가 되겠다. 마음까지 치유할 수 있는 의사상을 간직하고 싶다.", "환자를 불쌍히 여기는 실력 있는 의사가 되겠다."

이상에서 '나와 의학의 길'이라는 주제로 글쓰기를 한 내용을 정리해 보면, 첫째, 대부분의 학생들이 의학이라는 학문 그 자체에 대한 어떤 호기심, 탐구욕, 창의적 기대를 지니고 있지 않았다. 둘째, 의학이라는 학문의 특성에 대한 폭넓은 사고를 하고 있지 못하였다. 또한 의학교육에서의 타율적인 학습방식과 기계적인 사고방식으로 인해 자아에 대한 깊이 있는 성찰이 미흡하였다. 그리고 의사로서의 자기 정체성에 대한 이해가 피상적인 수준에 머물렀다. 셋째, 많은 학생들이 추상적으로나마 의학과 타 학문과의 접목의 필요성을 느끼고 있으며 의학의 궁극적 가치를 총체적인 사회적 관계 속에서의 인본주의 실현으로 보고 있었다. 넷째, 의학과 2학년의 글쓰기의 능력에 있어서 자신의 사고를 논리적으로 전개시킨 글이 드물며, 사고의 내용이 일반적으로 단순하고 내면화된 사고의 깊이를 거의 찾아볼 수 없었다. 또한 표현력에 있어서 문체가 거의 획일화되어 있었으며 어휘사용이 빈약하였다. 다섯째, 글쓰기를 통해서 이러한 주제에 대해 사고하는 것에 대한 이질감과 부담감을 느끼고 있었다. 간혹 이러한 사고를 하고 글을 쓰는 것을 귀찮아하는 태도를 엿볼 수 있었다. 결론적으로, 의대생들의 생각과 글쓰기의 현실을 분석해 보면, 의학교육은 변해야 함을 알 수 있다. 의학교육은 변해야 한다. 글로벌 시대, 변화하는 환경에서 의학교육의 지향점은 무엇이어야 하는가? 역시 의대생들의 글쓰기에서 학생들 스스로 의학교육의 미래와 문제점, 그리고 그 대안을 제시하고 있다.

의학과 3학년 학생들 134명에게 '의학교육의 미래와 문제점'에 대한 자유형식의 글쓰기를 유도하였다. 학생들은 주어진 주제에 대한 글쓰기에서 현행 의학교육에 대한 회의와 좌절감을 토로(吐露)하였다. 상당수의 학생들이 의학교육에 대한 좌절감을 호소하면서, 의학교육이 회복되어야 한다는 것을 말하고자 하였다. 그들의 가장 주된 불만은 무조건 암기식 교육과 방대한 학습량, 시험 위주의 학습을 지적하였다. 학생들은 보다 자율적이고 능동적인 학습을 희망하고 있었으며, 의학교육의 본래적 기능이 회복되어야 한다는 것에 일치된 의견을 보이고 있었다. 학생들의 표현을 그대로 옮기면 다음과 같다.

"무조건 암기식의 시험과 교육은 대학에 와서 더욱 나를 당황하게 만들었다.", "의학에 대한 실망감을 느꼈다. 생명을 다루는 숭고한 학문이 의학이 아니었던가?", "지금의 의학은 현재는 시험 보기용, 미래는 생활을 위한 수단으로밖에는 생각이 안 된다.", "의대에 대한 회의를 느끼는 사람이 많았던 것에 놀란 적이 있습니다. 무조건 외우고 시험 보고 또 외우고 시험 보고 하는 것에 바보가 된 느낌이라는 것이었습니다. 그리고 단지 이렇게 공부해서 의사가 되면 먹고살 걱정은 안 해도 학생들은 의학교육의 방법론, 특히 교수방법(敎授方法), 교수학습 방법론, 교과과정 등의 전반적인 의학교육 방식에서 구체적이고 설득력 있는 방안들을 제시하였다. 학생들은 의학교육이 방법론적인 부분에서 개선이 있어야 함을 지적하였다. 동시에 의학교육의 경쟁력 측면에서, 어학능력의 향상, 인력, 시설, 재정의 문제, 외국 대학과의 교류협력, 기초의학의 육성 등등 의과대학들이 직면하고 있는 현안들에 대해서 상당히 적극적인 문제의식을 가지고 있었다. 학생들은 현재의 의학교육의 문제로서, 꿈과 자기 정체성을 상실하고 있는 내면적 문제를 호소하였으며, 의학교육이 지식 중심에 편중되어 자기 성찰의 기회를 주지 않는다고도 하였다. 학생들이 제시하는 의학교육의 문제점과 개선방안을 분야별로 분류해 보면, 교과교육방법론에 관한 내용이 약 33%로서 전체의 1/3을 차지하였으며, 의학교육이 원래의 목적대로 회복되어야 한다는 주장이 약 33%로서 전체의 1/3을 차지하였다. 그 외에 의학교육 경쟁력 확보, 학생들의 자아 정체성 확립, 기타 의견이 전체의 1/3을 차지하였다.

결론적으로, 학생들이 보는 현재의 의학교육의 문제점과 개선방안으로는 첫째, 시험 위주의 암기식, 타율적 학습에서 자율적인 학습을 지향해야 한다는 것이며, 둘째, 인간 중심의 의학, 인격함양이 동반된 전인교육이 이루어져야 한다는 지적을 하였다. 셋째, 토론학습, 소그룹 자율학습, 연계성이 있는 창의적 학습 등을 제안함

으로써 교수학습방법의 개선을 희망하였다. 넷째, 꿈과 자아 정체
성을 찾아가는 자기 성찰의 기회를 갈급해 하고 있었다. 마지막으
로, 학생들은 글로벌 시대에 의학교육도 경쟁력이 필요함을 언급하
였다.

글쓰기와 의학교육

:: 대학에서의 학문연구와 글쓰기

대학에서의 학문연구와 글쓰기는 불가분의 관계가 있다. 학문연구는 글쓰기로 구체화되고, 글쓰기에 의해서 논문화된다. 글쓰기는 학문의 수단이요, 도구이며 표현방식이 되고 있다. 학술적 글쓰기는 논문과 저술, 보고서가 있다. 대부분의 학술적 글쓰기는 논문으로 집약될 수 있으며, 이는 인문학에서부터 자연과학에 이르기까지 학술적 결과물의 주된 글쓰기로 자리 잡고 있다. 저술은 대학에서의 학술적 글쓰기이면서 동시에 일반인에게 접근할 수 있는 글쓰기로서 중요한 위치를 차지하고 있다. 대학에서 학문연구와 글쓰기의 주된 논의점은 두 가지이다.

첫째는 주체적 글쓰기 작업이다. 이는 학문의 탈식민지화 논의의 연장이라 할 수 있다. 주체적 글쓰기란 학문의 접근방식과 이론 전개의 독창성과 주체성을 말한다. 지금까지 학문의 바탕과 배경이 되는 서구로부터의 학문적 방법론과 해석 방법 등에 대한 비판적 시각에서 출발한다. 우리 고유의 독창적인 연구 방법론, 우리의 독창적인 이론체계 확립 등으로 글쓰기의 새로운 전기를 세워나가야 한다.

둘째는, 지성의 탑 속에 갇힌 논문 위주의 글쓰기에 대한 반성이다. 학문적 결과물은 일반대중과 공유되어야 한다. 논문은 주로 전공 학자들만의 지식교류를 위한 수단이 되고 있다. 그러나 대학에서의 학문적 성과들은 일반대중에게 알려져야 하며 상아탑적 장벽을 허물고 일반대중에게 다가서야 한다. 이는 보다 일반적이고 대중적인 글쓰기, 저술로서 가능하다.

여기서 필자는 대학에서의 학문적 글쓰기를 논의하고자 하면서 통합적 글쓰기에 대한 주제를 제시하고자 한다. 통합적 글쓰기란 전공 학문 분야에 제한된 글쓰기가 아니라 경계를 넘어선 글쓰기를 말한다. 경계를 넘어선 통합적 글쓰기란 학제적 글쓰기, 학문 연계에 의한 글쓰기, 다른 전공 분야와의 공동의 글쓰기를 말한다. 왜 통합적 글쓰기가 필요한가?

첫째는 통합적 글쓰기는 학문 간의 경계를 넘어선 글쓰기로서 학문 간의 연계와 교류를 활성화한다. 현재 학문 간, 전공 간의 대화 단절이 심각하다. 인문학과 자연과학 간의 대화, 공학과 경제학의 대화, 문학과 철학의 대화가 단절되었다. 이러한 단절은 학문발전을 위해서도 바람직하지 못하다. 학문 간의 교류, 학제 간의 대화와 협동은 오늘날 더욱 필요하다. 최근에는 학제 간 연구라든가 학문 간 연계를 촉진시키는 법들을 많이 제안하고 있다. 그러나 실제적으로 학문 활동의 결과는 글쓰기로 나타나며, 글쓰기는 학문

활동 자체이며 학문 활동의 원동력이 된다. 글쓰기에서의 통합적 시도가 없이 학문의 통합은 기대하기 어렵다. 통합적 글쓰기를 통하여 실제적이고 구체적인 학문통합의 구현이 가능하게 된다.

둘째는, 학문 간의 하이브리드 글쓰기를 통해서 새로운 학문영역의 창출효과가 있다. 대학은 지식의 창출, 학문의 창출을 해야 하는 사명을 안고 있다. 그러나 실제로 한 편의 통합적 글쓰기를 통해서 새로운 학문 분야의 창출이 가능해진다. 그러므로 전공 분야 교수들이 두 세 사람이 모여서 공통의 주제를 가지고 글 쓰는 통합적 글쓰기 작업을 시도해 보는 것이 좋겠다.

셋째는 학생들로 하여금 통합적 글쓰기의 훈련을 통해서 경계를 넘어선 사고와 글쓰기 능력을 기르도록 돕는다. 대학에서 학생들의 글쓰기 실정은 참으로 심각하다.

대학교육의 현실은 글쓰기에서 기형적 모습임을 드러내고 있다. 공과대학 학생들의 글쓰기에 대해서 우려를 표하는 교수들의 심정을 공감한다. 의과대학에서 매년 글쓰기 수업을 한 번씩 시도하는데 학생들의 글을 읽고 놀라지 않을 수 없다. 그것은 학생들이 이렇게도 글쓰기에 서툰가 하는 점이고, 학생들이 이토록 구체적인 꿈과 비전이 없다는 사실에 놀라며, 또 하나는 학생들이 책을 읽지 않고 전공 외의 분야에는 무관심하다는 사실에 놀란다. 의학을 전공하는 학생들도 인문학적이고 사회과학적인 글쓰기에 친숙해야 한다. 글쓰기에 친숙하다는 것은 그 분야에 대한 지식과 안목이 있다는 것을 의미한다.

어떻게 통합적 글쓰기를 지향할 수 있는가? 주제와 관련된 다학문적 책 읽기를 통해 통합적 안목과 지혜를 얻어야 한다. 어떤 주

제와 관련된 통합적 글쓰기를 위해서는 그 주제와 관련된 다학문
적 책 읽기가 선행되어야 한다. 또한 다학문적 담론과 글쓰기의
시도가 있어야 한다. 오늘날 대학에서의 학문과 글쓰기는 21세기
적 도전과 변화에 대한 긴장상태에 있다. 통합적 글쓰기를 시도하
고, 독창적이고 주체적인 글쓰기를 통해서 일반대중에게 다가가는
새로운 패러다임의 글쓰기가 있어야 할 것이다.

:: 의학에서 말과 글의 중요성

의학은 치유의 예술이다. 과학기술만이 의학적인 것은 아니다.
환자를 치료하고 치유하는 과정은 예술이다. 다음은 모 일간지의
독자 의견란[2]에 게재된 내용이다. 의사의 말 한마디가 환자나 환
자의 가족에게는 얼마나 큰 영향력을 주는가를 말해 주는 대표적
인 사례라 생각한다.

> "며칠 전 평소 건강관리에 빈틈이 없던 장인어른이 갑작스럽게 서울의 모 대학
> 병원 중환자실에 입원하게 됐다. 그런데 의사는 초조해하는 환자 가족에게 아무런
> 전후 상황설명 없이 '마음의 준비를 하라.'며 형식적이고 차갑게 말했다. 그 순간
> 환자 가족들은 가슴에 비수가 꽂히는 것 같은 아픔을 느꼈다. 오래전부터 다니던
> 병원이고 담당 주치의가 있어 다른 병원은 마다하고 일부러 찾아간 병원인데, 이렇
> 게 모질게 말을 던진 것이다. 설사 상태가 위중하여 돌이킬 수 없는 상태일지라도
> 최소한 전후 상황을 설명하고 '최선을 다해 보겠다.'고 말하는 것이 의사로서 기본
> 아닌가? 물론 매일매일 급박하게 돌아가는 중환자실의 상황에 비춰 볼 때 모든 환
> 자와 가족들을 따뜻하게 대하기란 쉽지 않았을 것이다. 그렇다 하더라도 진정한 의
> 료인의 자세는 환자와 가족에게 심리적 안도감을 주고 마음이 안정되도록 도와주어
> 야 하는 것 아닌가? 히포크라테스는 '의사에게는 세 가지 무기가 있다. 그 첫째는

---

2) www.chosun.com 2008년 10월 22일자 신문에 게재된 독자의 편지임.

말이고, 둘째는 메스이고, 셋째는 약과 침이다.'라고 했었다. 말을 첫 번째 무기로 꼽은 이유는 환자에게 희망의 말을 들려주느냐 절망의 말을 들려주느냐에 따라 그 환자가 살기도 하고 죽기도 하기 때문일 것이다. 일전에 모 방송에서 방영한 의학 드라마에서 차가운 인간미를 가진 외과 최고 권위의 명의보다는 환자의 아픔을 이 해하고 인간적인 면을 보여 준 의사가 더 친근하게 다가왔었다. 치료의 기술도 중 요하지만 환자와 가족의 불안한 마음을 다독여 주는 말로라도 세심한 정성을 기울 이는 인간미 풍기는 그런 의사를 기대해 본다."

서양의학이 지배적인 의학의 흐름으로 자리 잡은 이후 의과대학 과정에서 학생들이 추구하는 의(醫) 철학은 기본적으로 기계론적이고, 생물학적인 질병 중심의 사고이다. 의대생들은 과도한 학습량에 자신을 돌아보고 성찰할 수 있는 기회를 박탈당한 채 오직 생존을 위한 치열한 경쟁 속으로 치닫는다. 의사의 일은 천부적으로 협동하고 양보하고 희생하며 타인 중심의 인생관을 지향한다. 그런데 지금의 의학교육은 남을 이해하고 배려하며 함께 고통을 나누는 학습과정이 너무나 미흡하다. 남을 이기고 살아남아야 하는 생존경쟁의 장(場)일뿐이다. 그러다 보니, 의사가 되는 긴 학습의 과정에서 자기 성찰과 타자(他者) 이해의 작업이 기형적으로 퇴화하고 말았다. 의사들에 대한 사회적인 인식이 바로 이를 대변한다. 의사들은 타 분야를 인정하려 들지 않고, 자기들만의 전문성에 갇혀서 권위의식에 물들어 있는 집단이라고 매도된다.

오늘날 대학교육이 안고 있는 문제이기도 하지만, 의과대학이나 치과대학에서 보다 힘써야 할 영역이 바로 말과 글에 대한 언어가치의 활용이다. 말이 일상에서 차지하는 힘은 가히 놀랍다. 한마디 말이 인생을 바꾸기도 하고, 한 문장의 글이 역사를 바꾸기도 한다. 몸과 마음이 지치고 병든 환자들에게 말의 힘은 크다. 의술이란 언어능력을 동시에 의존한다. 그런데 의과대학에서는 대화와 언어능력에 대한 교육이 없다.

말과 함께 중요한 것이 글쓰기이다. 나는 수업 중에 자주 글쓰기를 유도한다. 학생들에게 글쓰기를 통해서 자신을 돌아보며, 폭넓게 사고하는 사고력을 갖도록 자극하기 위함이다. 그런데 글쓰기를 시작하면서 나는 자주 좌절을 경험한다. 학생들이 생각하는 사고의 범위와 가치의 세계를 만날 때 교수로서 보람과 긍지보다 좌절과 황폐함을 느끼곤 한다. 가장 놀라운 것은 의대생들이 거의 글쓰기에 무관심하다는 것이다. 몇 줄 적고는 더 이상 쓸 얘기가 없어 논지를 전개하지 못하는가 하면, 사람을 귀찮게 한다는 투로 무성의한 글쓰기, 무슨 의미인지 감이 가지 않는 마침표가 없는 긴 문장, 5년 동안 두 줄 이상 자신에 대해 써 보지 못했다는 내용 …… 대부분 학생들은 언어적 가치, 특히 글쓰기의 의미를 모르고 있었다. 말과 글은 인간 삶의 수단이 아니라 그 본질이고 내용이다. 말과 글은 인간 삶을 풍요롭게 해 주는 도구가 아니라 인간 삶 그 자체이다. 말과 글은 수단과 방법이 아니라 목적이다.

태초에 말씀이 계셨다. 사람이 떡으로만 사는 것이 아니라 하나님의 말씀으로 산다. 인간은 가슴속에 한마디 말을 품고 사는 존재이다. 말은 그 사람의 삶이며, 존재이다. 어떤 말을 하고 어떤 글을 쓰느냐 함은 실로 중요한 실존의 문제이다. 대학에서 학문과 직업을 위한 지식을 연마하면서, 언어가치에 대한 이해와 활용이 없다면 언어적 빈곤과 결핍에 이르게 된다. 언어적 빈곤과 결핍은 내면의 결핍이고, 내용의 결핍이다. 그러므로 대학에서 글쓰기는 실로 중요한 학습이고 과정이다. 글쓰기는 문장력으로 하는 것이 아니다. 글쓰기는 사고 자체이다. 글을 쓰면서 생각하고, 생각해야만 글을 쓸 수 있다.

의과대학 과정에서 생각하지 않는 교육은 상상할 수 없다. 글쓰기가 왜 중요한가? 글쓰기로 자신과 인생, 이웃과 사회를 성찰하고 조명한다. 글쓰기로 자신과 우주를 통합한다. 글쓰기는 나의 사고의 폭을 넓히며, 사고의 깊이와 무게를 더한다. 글쓰기는 나의 삶을 확장한다. 그런데 막상 글을 쓰려고 하니 무엇을 어떻게 어디서부터 써야 할지 모른다. 가르쳐 주는 사람도 없고 시간도 없다. 일기를 써 보는 것도 좋은 방법이리라. 나는 대학시절부터 성경을 배경으로 글을 쓰는 훈련을 줄곧 하였다. 성경 본문을 묵상하고 메시지를 찾아내는 작업과 그것을 소감으로 쓰는 성경읽기와 쓰기를 지금까지 계속하고 있다. 글을 쓰면서 글쓰기의 세계를 조금씩 알아 간다. 성경을 읽으면서 쓰게 된 것이다. 그렇다. 읽기가 있어야 쓰기가 가능하다. 읽기와 쓰기는 하나이다. 대학생활에서 책 읽기를 강조하는 이유가 여기에 있다. 책을 읽을 때 내면에서 들려오는 나의 생각과 느낌, 영감을 써 보자. 나는 대학에서의 글쓰기 모델로 통합적인 글쓰기를 제안한다. 즉, 전공과 비전공, 나의 전공 분야와 타 분야를 통합하여서 쓰는 글쓰기이다. 형식화된 글쓰기로 굳어진 사고방식으로는 얼른 적용하기 어려운 제안이다. 하지만, 과학의 대중화를 추구하는 사람들이 쓰는 좋은 책을 보듯이 통합적인 글쓰기가 어려운 것만은 아니다. 의술! 그것을 일컬어 치유의 예술이라고 말한다. 예술에서 언어는 도구이며 내용 자체이다. 의학교육에서 말과 글의 중요성을 배우고 깨닫는 것이 시급하다.

:: 의학교육에 글쓰기가 꼭 필요한가?

글쓰기가 교육의 한 방법이라고 한다면 구태의연한 말이다. 글쓰기는 국어교육의 오래된 한 장르이다. 또 에세이는 이미 외국 여러 나라에서 채택하고 있는 중요한 교육 수단이다. 우리나라에서도 글쓰기에 대한 새로운 인식이 일어나고 있는 것은 반가운 일이며, 중고등학교는 물론, 대학의 교양과정에서 글쓰기를 도입하는 대학들이 늘고 있는 추세이다. 글쓰기가 왜 중요한가? 글을 쓴다는 것은 단순히 문장력으로 쓰는 것이 아니다. 글을 쓴다는 것은 생각하는 행위이며, 삶의 표현이다. 글쓰기는 곧 삶 자체이다. 글쓰기를 한다는 것은 삶의 내용을 채우는 일이다. 글은 삶이다. 오늘날 교육이 삶에 대한 통합적인 성찰을 무시한 채 지식일변도의 교육으로 만족하고 있는 것은 문제이다. 대학에서 전공을 공부하면서 인생과 삶, 사회와 공동체를 생각하지 않는다면 이는 부분적인 공부이다. 대학에서 인생과 삶을 전체적으로 공부하는 삶의 교육이 필요하다. 이를 대신할 수 있는 유일한 방법이 곧 글쓰기이다. 글쓰기를 통해서 학생들은 자신을 성찰하고, 인생과 연계된 통합적인 사고를 하면서 지식을 습득하게 된다. 따라서 대학의 교양과정에서만 글쓰기를 교육할 것이 아니라 전공과정과 대학원 과정에서 글쓰기를 공통의 영역으로 다루어야 한다. 글쓰기를 통합적으로 유도해야 한다. 글쓰기의 주제를 전공 문제에만 한정하지 말고 다양한 삶의 문제로 확대시켜야 한다. 이를 위해서는 교수가 먼저 글쓰기의 안목과 사고의 폭을 넓힐 수 있어야 한다. 인문학과 자연과학,

공학과 철학이 학제 간 연계해야 한다. 사회현장과 강의실, 연구실과 공장이 연계해야 한다. 서구 과학문명에 근거한 분과학적인 사고체계가 오늘날 교육의 문제를 초래하였다. 이제는 분과의 시대에서 통합의 시대로 전환해야 할 때이다. 분과에서 통합으로, 정량에서 정성으로, 분석적 방법에서 직감적 감성으로 전환이 필요하다. 한국교육의 앞으로의 향방은 글쓰기를 강화한 통합교육에 있다.

글쓰기가 의학 교육과정에서 과연 수용 가능한 방법인가? 이미 필자가 의학교육에서 경험한 바와 같이 글쓰기는 매우 유용하고 효과적인 교육방법이고 내용이 될 수 있다. 의학교육에서 글쓰기와 관련한 시도들이 있는데, 캔자스 시의 미주리 대학에서는 작문, 치료 및 인문학(Writing, Healing, and the Humanities)[3]이라는 과목으로 시행되었다. 카뮈의 『페스트』를 학생들에게 읽도록 한 후 다양한 관점에서 글쓰기를 유도하고, 이를 통해 과학적 글쓰기에만 익숙한 학생들이 주관적이고 자기 성찰적인 글쓰기를 할 수 있도록 하였다. 글쓰기의 영역만이 아니라 의학과 문학이라는 차원에서 접근을 시도한 흔적은 이미 미국에서는 1960년대까지 거슬러 올라간다. 당시 의학과 간호학에서 환자의 인격적인 부분은 거의 다루지 않고 과학기술적인 부분만을 강조한 나머지 교육의 불균형이 심각해졌다. 인문학 수업은 이러한 불균형을 해소하기위한 공통된 공감에서 시작되었다. 의학교육의 불균형은 의학자들이 의학의 발달과 함께 여기저기서 들려오는 과학기술의 승전가에 넋을 잃고 거기에 현혹된 결과라고 생각된다. 자기공명 영상과 PET－CT, 내

---

3) Anne Hunsaker Hawkins and Chandler McEntyre, 신주철, 이영희 역, 문학과 의학교육, 도서출판 동인, 2005, pp.105－119.

시경과 분자생물학적 발달에 따른 각종 신약의 출현 등 의사들과 의학자들은 현대의학의 위대한 후광에 현혹되기에 충분하였다.

이러한 의학교육의 불균형을 인식하기 시작하면서, 1972년에 펜실베이니아 주립의과대학에서 '의학과 문학' 과목을 정식으로 의학교육에 도입하였다. 그리고 10년 후인 1982년부터 존스 홉킨스 의과대학에서 '문학과 의학(Literature and Medicine)' 저널이 출간되면서 학문으로서 영역을 확립하기 시작하였다. 이어서 1995년부터는 미국내 의과대학의 1/3 정도가 문학수업을 개설하기에 이른다. 의과대학에서 글쓰기의 모형을 제시한 대표적인 인물이 Charon Rita인데[4][5] 환자를 한 사람의 인격체로 바라보고, 환자의 입장에서 내러티브 글쓰기를 통해 질병을 기술하도록 한다. 그녀는 소아암 병동에서 치료에 관여하는 모든 의료진을 모아서 팀을 구성하고, 환자에 대한 자신의 주관적인 감정과 느낌 등을 기술하도록 하는 글쓰기를 유도하고, 이를 서로 발표하도록 함으로써 환자에 대한 이해와 인간적인 측면에서의 접근을 증진시키고 조장하고자 하였다. 의사가 환자를 자신이 치료해야 하는 객관적 대상으로만 바라보고, 일체의 주관적, 감성적 관계성을 배제한다면 이는 과학기술에 경도된 의료의 왜곡이라 해야 할 것이다. 따라서 Charon Rita의 글쓰기는 의사들에게 매우 중요한 시도가 되고 있다. 그리고 의학교육 현장에서 학생들로 하여금 Charon Rita 방식의 글쓰기를 유도하는 것은 매우 필요한 과정이다.

의과대학 교육과정에서 글쓰기의 필요성에 대한 이론적 배경은

---

4) J Support Oncol. 2008 Sep - Oct; 6(7): 307 - 12.
5) N Engl J Med. 2004 Feb 26; 350(9): 862 - 4.

다음과 같다. 첫째, 기존의 과학적, 객관적 글쓰기의 한계를 극복한 인문적 글쓰기를 통해서 환자를 이해하는 측면, 의사로서의 질병을 다루는 접근방식, 윤리적 문제를 성찰해 가는 통합적인 사고능력을 기를 수 있다는 것이다. 의대생들은 과학적 사실을 암기하여, 그것을 객관적으로 나열하는 방식의 글쓰기에 젖어 있다. 환자를 한 인간으로 이해하고, 자신의 감정을 이입하고 주관을 섞어서 환자의 상황을 총체적으로 접근하는 일에 서툴다. 이러한 글쓰기의 양식은 그대로 의료현장에서 환자를 다루고, 치료하는 의료행위로 직결이 된다. 응급실에서 인턴은 환자와 눈을 마주치고, 환자의 고통하는 신음소리에 귀를 기울이고, 환자의 체온을 자신의 피부로 느끼는 일보다는 응급실에 도착한 환자의 혈액검사, 소변검사, 엑스레이 판독소견을 전적으로 의뢰한다. 그러다 보니, 환자는 응급실 침대에 누워서 한쪽에 방치되고, 의사는 열심히 컴퓨터 모니터를 응시하느라 중요한 시간이 흘러간다. 그리고 때로는 불필요한 검사를 수행하느라 환자의 진짜 고통에는 귀를 닫기도 한다. 간단한 복부통증으로 찾아온 환자에게도 값비싼 CT 촬영을 거의 기본적으로 시행한다. 첨단 의료기술과 의료장비가 의사의 귀와 입을 대신하고 있다. 의사와 환자는 체온과 목소리로 교감하는 것이 아니라 엑스레이 사진소견과 혈액검사 소견으로 만난다.

둘째, 의학적 글쓰기는 과학적 글쓰기라는 공식이 자리 잡고 있는데, 내러티브 글쓰기, 주관적 글쓰기, 성찰적 글쓰기가 의료현장에서 얼마든지 적용이 가능하며, 의학연구에도 효용성이 높은 방식이다. 질적 연구에서는 이러한 내러티브 글쓰기가 매우 유용한 방법이 되고 있다. 특히 학생들의 내면적 의식이나 가치관, 그리고 사회적 관심과 같은 영역은 과학적 글쓰기의 패턴만으로 분석하기 어려운 점이 있다. 학생들의 내면세계에 접근해 보지 않는 의학교육은 진정한 의학교육이라 할 수 없을 것이다. 의학교육에서 환자를 수술하고 치료하는 기술만을 가르치는 것이 아니기 때문이다.

셋째, 학생들로 하여금 자기 성찰과 자아 정체성과 같은 철학적 사고능력을 길러 주며, 윤리적인 판단을 위한 추론 능력을 길러 준다. 의과대학에서 의학윤리 시간을 더 많이 할애한다고 보다 윤리적인 의사를 배출하는 것은 아니다. 의학윤리 시간에 더 많은 윤리적 사건을 강의한다고 해서 학생들이 윤리적으로 되는 것도 아니다. 학생들 스스로 생각하고, 성찰하고, 추론함으로써 자아 정체성과 가치관을 구축할 수 있도록 해 주는 것이 필요하다. 따라서 의학교육에서 글쓰기는 이러한 인성교육의 측면에서 매우 중요한 의미가 있다.

넷째, 의학교육을 평가하고, 학생들의 반응을 피드백 할 수 있다는 점에서 의미가 있다. 전장에서 이미 기술한 바 있듯이, 의과대학을 졸업한 후 의료현장에 있는 졸업생들에 대한 교육적 피드백이 필요하다. 이렇게 지속적이고 심층적인 평가와 피드백을 하고자 할 때, 글쓰기는 매우 중요한 방법이 된다.

결론적으로, 이미 서구에서는 글쓰기를 의과대학의 교육과정에 정착시킨 지 오래며, 글쓰기는 의학의 중요한 연구영역으로 자리 잡고 있다. 글쓰기가 갖고 있는 교육학적 효용성은 너무나 크다. 글쓰기는 훌륭한 방법론으로 활용이 가능하다. 의과대학 교과과정에 있어서 글쓰기의 체계적인 교과과정의 도입이 시급하다고 생각된다.

제2편

변화하는 의학교육

- 다가오는 세계의 의학교육
- 의학교육 실험(醫學敎育實驗; Trials in Medical Education)
- 의학교육의 미래와 전망

다가오는 세계의 의학교육

:: 의학교육 목표

의과대학에서 혹은 의학전문대학원에서 일차적으로 교육을 하는 목적과 목표는 훌륭한 양질의 의사를 만드는 것이다. 그 목적과 목표에 대해서는 재론의 여지가 없다. 문제는 어떠한 의사가 훌륭한 양질의 의사이냐 하는 것이다. 새삼스럽다고 생각할 수 있는 문제이다. 실력 있는 의사, 질병에 대한 의학적 지식이 풍부한 의사, 오진이 없는 의사, 정확하고 효율적인 진단과 치료를 수행 할 수 있는 의사가 되어야 한다고 말한다면 그것은 정답이다. 또 환자를 따뜻한 마음으로 이해하고 사랑으로 돌보는 인술을 베푸는 의사라고 하여도 그것은 정답이다. 희생정신과 봉사정신으로 똘똘 뭉친 의사를 만드는 것이라고 해도 맞는 말이다. 아니, 돈 잘 버는 의사를 만드는 것이라고 해도 그것을 부정할 사람이 얼마나 있겠는가.

　의학교육의 목적과 목표에 대한 교육학적 합의가 모호하다는 말
이다. 의학교육을 주관하고 있는 의과대학에서 의학교육의 분명한
목표와 목적을 제시하지 못하고 있다. 오늘날의 사회가 요구하는
의사란 어떤 의사인가를 정의하지 못한다. 그러다 보니 의과대학의
교육목표가 모호하다. 남들이 이렇게 하니 우리도 그렇게 해 보자
는 식이다. 다른 나라에서 하는 추세가 이러니 우리도 그렇게 해
보면 좋겠다는 식이다. 의학교육의 목표와 목적을 커다란 패널에
걸어 놓기는 하였는데 그것이 진정한 교육자의 혼에서 나오는 교
육의 목적이요 목표는 아니다. 교육의 목적과 목표가 없다는 것은
이미 의과대학이 상술(商術)의 장(場)이 되었든지, 아니면 학원비를
받고 필요한 지식과 기술을 전수하는 학원이 되었거나 하는 것이
다. 더 이상 교육자가 존재하고 교수와 학생이 가르치고 배우는 교
육의 장(場)은 아니다. 기술과 지식을 사고파는 현장일 뿐이다. 불
행하게도 내가 보고 있는 의과대학의 교육현장에서는 의학교육의
목적과 목표가 진지하게 논의되지 않고 있다. 세부적이고 기술적인
방법론 이전에 교육에 대한 근본적인 질문과 토의, 고민과 성찰이
있어야 하는 것이다. 그런 고뇌가 교육현장에서 심히도 부족하다.

　의학교육의 목표는 모든 사람의 건강을 증진시킬 의사를 양성하
는 것이다. 즉, 인류와 사회에 대해서 봉사하고 헌신하며 기여해야
할 사명이 의학의 본질이라고 말한다. 그런데 교과과정과 교육내용
은 존재하지만 무엇을 위한 교육인지, 어디로 가는 교육인지 그 목
적과 목표의 방향에 대한 논의는 실종되었다.[6] 그러나 의학의 눈부

---

6) 브라이언 졸리, 레슬리 리스 엮음. 최영희, 박석건 옮김. 21세기 의학교육. 단국대학교 출판
　부. 2000. p.3.

신 발전만큼 환자와 사회가 느끼는 바는 만족스럽지 못하다. 의학교육에 대하여 사회는 아무런 목소리를 내지 않았으며, 의학교육에 대하여 아무런 요구조차 없었다. 그러나 최근에는 상황이 달라졌다. 의료의 공공성, 인도주의적인 의료 서비스, 사회적 의료비용에 대한 관심 등 의학교육과 사회는 연결되어 있다는 인식이 일기 시작하였다.[7] 의학교육에 대한 사회적 요구가 일어나고 있다. 의학에 대한 사회적 요구가 의학교육 현장에 들려오고 있는 것이다.

의학교육의 목적과 목표는 어디에서 오는 것인가? 첫째, 의업(醫業)이라는 특수한 일이 갖는 소명에서 온다. 둘째는 사회적 요구에서 온다. 의업이라는 숭고한 직업이 갖는 소명이란 의사로서 환자의 생명을 다루어야 하는 청지기로서의 사명감이다. 동시에 사회가 어떠한 의사를 요구하느냐에 달렸다. 의업의 소명이 의업 자체가 갖는 청지기적 본질에서 나오는 것이라면, 후자는 사회적 요구, 즉 시대적인 부르심에서 온다. 지금 우리 사회가 요구하는 의사상은 무엇인가? 지금 어떠한 의사를 이 사회는 필요로 하고 있는가? 그것이 의학적인 측면이든, 경제적, 정치적 측면이든 사회적 요구가 따르기 마련이다. 의학교육의 목적은 이런 배경 가운데 수립되어야 한다. 최근까지는 의학교육의 목표가 주로 의학교육자에 의해서 수립되고 정의되었다. 즉, 의학교육은 앞으로 학생들이 졸업하고 나가서 활동하게 될 사회의 요구와 필요성에 대해서는 비교적 절박감이 덜했다. 그러나 점차적으로 사회의 요구와 필요를 외면할 수 없다는 인식이 의학교육 현장에서 일어나기 시작하였는데, 주민의

---

7) World Federation for Medical Education. Report of the World Conference on the Medical Education. Edinburgh. 7 - 12 August. 1988.

보건의료 요구가 의학교육을 결정하는 주된 요소가 될 것이라고 전망하고 있다.8) 사실 이러한 주제에 대한 문제의식은 일찍부터 제기되었고, 또한 논의되었는데9) Boelen이 1992년에 제시한 미래의 의사들이 가져야 할 특성들은 세계적으로 큰 공감대를 얻고 있으며 다음과 같은 것들이다. 첫째, 환자가 필요로 하는 요구를 전체적으로, 통합적으로 접근하여 대응하는 의료형태이다. 즉, 예방과 치료와 재활을 통합적으로 관리하는 의료이다. 둘째는 새로운 기술을 적용함에 있어서 환자에게 무엇이 궁극적으로 유익한가를 윤리적, 재정적 측면에서까지 고려하는 의료이다. 셋째는 환자와의 대화를 통해서 진료와 치료 과정에 환자의 권리를 부여하는 의료이다. 넷째는 단기적인 치료뿐만 아니라, 환자를 장기적으로 돕는 방안을 고려한 의료이다. 다섯째는 의료 분야 외의 사회, 경제적 영역의 전문가들과 팀워크를 이루는 의료이다. 이러한 제시는 나라와 사회가 처한 환경과 시대에 따라 얼마든지 변화할 수 있는 내용들이다. 그러나 핵심은 사회와 시대가 어떤 의사와 의료를 요구하는가 하는 문제이다. 의학교육에서 변화하는 시대를 읽을 수 있어야 하는 이유가 바로 여기에 있다. 의학교육의 패러다임은 변화되어야 한다.

그렇다고 한다면, 우리는 이러한 의학교육의 목적 즉, 사회가 요구하는 의사란 어떤 의사인가를 논의해야 한다. 일반시민과 정치가와 사회지도층과 모든 구성원이 이를 고민해야 하며, 무엇보다도 의사가 되고자 하는 의학도들과 의학교육을 책임지고 있는 교수들

---

8) 브라이언 졸리, 레슬리 리스 엮음. 최영희, 박석건 옮김. 21세기 의학교육. 단국대학교 출판부. 2000. p.14.

9) Boelen C. Medical education reform: the need for global action. Academic Medicine 1992; 67(11): 745 - 9.

이 이 문제를 안고 고뇌하여야 한다. 의학교육의 목적과 목표는 사실상 의과대학과 의학전문대학원 과정에서 가장 중요하게 논의되며, 고뇌하여야 하는 교육의 최상위 주제인 것이다. 이러한 기본을 다지는 일이 없을 때, 의과대학 교육현장에서 가치중립적인 과학과 기술과 지식만이 전수되는 것이다. 이미 의과대학의 강의실에는 사제 간의 존경과 사랑은 사라졌다. 스승과 제자의 관계는 무너졌다. 지식과 기술을 전수하고 이를 평가하는 비인격적인 비즈니스만이 존재하는 것이다. 희생과 봉사를 배워야 하는 의업에 종사할 의학도들이 경쟁과 생존을 위한 이기적 본성에 충실해야 한다. 협동과 이해를 배우지 못한다. 의과대학은 이대로 돈벌이를 위한 의사양성 학원이 되어야 하는 것인가? 의사라는 사회적 책임은 무시해도 된다는 것인가? 의학교육의 기본을 다지지 않으면, 인간을 이해하고 환자를 가슴으로 대하는 의술이 아니라 기술과 테크닉 위주의 반쪽 의술을 전수하게 된다. 지식과 기술 중심의 의술을 지향하는 의사를 양산하게 된다. 환자와의 만남과 대화를 통하여 환자를 전인적으로 이해하고 따뜻한 가슴으로 다가서는 의사가 아니라 과학기술만을 신뢰하는 인간미 없는 의사를 배출하게 된다. 결국 이러한 교육학적인 모순이 갖는 가장 중대한 결함은 자기 성찰이 부재한 기술자로서의 의사, 사회적 요구를 수용하지 못하는 이기적 사업가를 양산하는 결과를 초래함으로써 오늘의 모든 의(醫)의 문제를 낳게 되는 것이다.

:: 의학교육자에 대한 교육

아직 우리대학에는 의학교육을 전담하는 의학교육자가 없는 것이 사실이다. 요즘 대학마다 의학교육학 교실을 만들고, 의학교육 전담 교수를 두는 추세이기 때문에 우리 대학에서도 의학교육학 교실을 만들고 겸임교수를 두고 있지만 아직 의학교육 전담 교수가 없다. 그러다 보니, 의과대학의 학장, 부학장, 의학과장 등 보직교수들이 힘든 문제들을 모두 짊어지고 있다. 대부분의 교수들이 진료나 연구에는 전념하면서도 교육에 많은 시간을 할애하고 마음을 쏟는 교수들은 극소수에 불과하다. 대부분 보직 교수들이 힘든 일을 도맡아 하고 교육은 비인기 분야이다. 그럴 만도 한 것이, 연구와 진료에 대한 평가는 갈수록 치열해지지만 교육에 대해서는 할애한 시간과 공력만큼 현실적인 소득이 없다. 그러다 보니 의과대학에는 많은 교수들이 있지만 교육을 위한 교수는 없다. 무엇이 주된 일인가? 임상교수의 경우 환자 진료가 가장 중요한 업무이다. 기초교수의 경우 연구가 주된 업무이다. 교육은 그 다음이다. 교수들은 환자를 보고 진료하는 부분에 대한 노하우와 기대치는 높은 반면 학생들의 교육에 대한 관심과 열의는 상대적으로 낮다.

교육은 백년지대계인데, 교육에 혼신의 힘을 기울이는 교육자가 없다는 것은 참으로 불행한 일이 아닐 수 없다. 교육자가 없다는 말은 진정으로 학생들의 교육을 위해서 고민하며, 무엇인가를 시도하고, 학생들과 시간을 같이하며, 교육의 중요성을 알고 거기에 시간과 정열을 쏟는 교수를 말한다. 오늘 한국의 의과대학에는 뛰어난 명의는 많지만 교육자는 부재하다. 빼어난 의술을 전수하는 선생은 많지만 교육을 하는 교육자는 눈에 얼른 띄지 않는다. 도제제도를 바탕으로 하였던 과거의 의학교육에서는 의사가 자기 분야의 뛰어난 전문가로서 얼마든지 역할을 수행할 수 있었다. 뛰어난 외과의사는 몇몇의 제자들을 밤낮으로 가까이서 기술을 전수하고 가르칠 수 있었다. 그러나 오늘날의 의학교육에서는 이러한 도제제도 방식이 통용되지 않는다. 조직화되고, 커리큘럼화된 시스템을 바탕으로 교육이 이루어진다. 따라서 가장 이상적인 방향은 의과대학에서 환자를 진료하고 수술하는 임상교수들과 의학연구에 대부분의 시간을 보내고 있는 기초의학 교수들 모두가 의학교육에 대한 관심을 가지고, 가르치는 전문가가 되는 것이다. 이를 위해서는 교수들의 교육이 필요하다.[10] 교수들을 교육하는 것을 교수계발이라고 할 수 있는데, 교수계발이 필요한 이유는 교육의 목적과 목표에 이르기 위해서는 교육을 담당하는 교수들의 의식과 생각이 그에 부합되지 않으면 안 되기 때문이다. 교수들의 생각과 고정관념이 변하지 않는 상태에서는 아무리 커리큘럼을 바꾸고, 새로운 방법론을 도입한다 할지라도 목적하는 바의 효과를 거둘 수 없다. 한 예로 필자가 속한 의과대학에서도 교육과정의 변화가 있었는데, 통합강의를 도입하여 시도하게 되었다. 그런데 통합강의의 운영과정에서 문제점이 드러나기 시작하였다. 즉, 통합강의 과목에 참여하는 교수들이 새로 짜인 통합교과목 아래에서 팀워크를 이루어야 하는데, 기존의 강의 방식대로 자기가 맡은 부분만 강의하고 서로

---

10) 브라이언 졸리, 레슬리 리스 엮음. 최영희, 박석건 옮김. 21세기 의학교육. 단국대학교 출판부. 2000. p.410.

연계성이 없는 강의가 되어 버린 것이다. 교수계발의 중요성을 말해 주는 사례이다. 교육자를 위한 교육의 중요성이 어느 때보다도 절실하다. 따라서 의과대학의 임상교수들에게 고작 일 년에 한 번 정도의 교직원 연수회를 통해 교육현안을 얘기하도록 하는 것은 심각한 교육적 기근이라 할 수 있다.

교수들에게 가르치는 일에 대한 관심을 불러일으키고, 의학교육의 전반적인 내용을 이해하고 동의하며, 공동의 목표를 향해서 노력하는 교육적 분위기가 얼마나 중요한지 모른다. 교수들에게 교육에 대한 관심을 유도하는 방안으로서 다양한 방법들을 시도해 볼 수 있다. 예를 들면, 의과대학에 신임교수로 임명이 되면 신임교수 워크숍을 통해 의학교육의 전반적인 내용을 접하도록 하고 있다. 이러한 프로그램을 보다 확대하여 교수들로 하여금 지속적으로 의학교육에 대한 관심을 갖도록 하는 것이다. 교수로서 계약조건에서부터, 의학교육에 대한 연수 및 교육을 의무화하고, 또 교수 진급 규정에 교육 업적을 강화하는 방안도 있다. 연구 업적에 비해 교육 업적이 미미하게 산정되어, 교육에 대한 동기 부여에서부터 실패하고 있다고 해야 할 것이다. 연구논문과 동일하게 커리큘럼의 개발과 같은 의학교육에 기여한 교수들에 정당한 보상이 따르도록 해야 한다.

교수계발에 있어서 가장 중요한 부분이라 할 수 있는 것은 대학의 교육목표와 방향에 맞게 잘 설계된 교수계발 계획을 수립하고, 이에 따라서 교수계발이 이루어져야 한다는 것이다.[11] 예를 들면,

---

11) 브라이언 졸리, 레슬리 리스 엮음. 최영희, 박석건 옮김. 21세기 의학교육. 단국대학교 출판부. 2000. p.328.

필자의 대학에서는 의학전문대학원으로 전환이 되면서, 교과과정의 대대적인 개편과 신설이 이루어졌다. 대부분의 과목들이 폐지되고, 새로운 교과목으로 재편되었다. 강의시간이 대폭 줄어들었다. 자연히 기존의 교육방식에 젖은 많은 교수들이 당황스럽게 생각하며, 변화를 수용하지 못하는 사례들이 있다. 그래서 의학전문대학원 교과과정을 위한 교수계발 계획이 수립되고, 그 계획에 따라 교수들을 위한 토론회, 공청회, 세미나, 초청강의, 연수회 등을 통해 교수들의 생각과 고정관념을 변화시켜 나가야 하는 것이다. 또 새로운 교과과정에 따른 임상수기센터가 설립되고, 임상수기에 대한 교육이 이루어져야 하는데, 먼저 교수들이 이러한 교육목표와 방향을 이해하고 숙지하는 과정이 필요하다. 이러한 일에는 많은 재정적 지원과 인력이 요구된다. 그러므로 지역 단위의 의과대학들이 컨소시엄을 구축한다든가, 서로 협력하여 교수계발을 공동으로 추진하는 방안도 있다.

결론적으로 의학교육은 과거보다 더 전문화되었으며, 의학교육 전문가를 요구하고 있다. 이는 의학교육에 있어서 더 이상 과거와 같은 안일한 자세로 일관할 수 없다는 말이다. 의학교육을 담당할 교육자를 교육해야 한다. 의학교육에 대한 연구가 지금까지 보아온 바와 같이 학장이나 보직자 중심으로 명맥이 이어져 갈 것이 아니라, 헌신적이고 열정적인 교수들에 의해 수행되어야 할 것이다. 의학교육학이 내과학이나 소아과학, 외과학 등과 같이 가장 중요한 의학의 한 전문영역으로 뿌리를 내려가야 할 것이다. 또한 교수들에 대한 교육의 필요성을 외면하고는 의학교육의 성과를 기대할 수 없다. 교수들이 변화되지 않고는 의학교육이 바뀌지 않는다. 지속적이고 체계적인 교수계발이 이루어져야 한다.

:: 의학교육 질 관리
(Medical Education Quality Assurance; MEQA)

우리가 하고 있는 의학교육은 잘하고 있는 것인가? 우리는 잘한다고 하였는데, 문제점은 없는 것인가? 우리는 과연 사회가 요구하는 의사를 배출하고 있는 것인가? 우리는 과연 의업에 충실한 청지기로서의 의사를 배출하고 있는 것인가? 우리는 과연 교육목적과 목표에 부합하고 있는 교육을 하였는가? 우리의 교육방법은 그 목적과 목표에 어느 정도 근접하였는가? 새로운 시대가 요구하는 의사는 어떤 의사인가? 그래서 우리의 교육에서 변화되어야 할 부분은 무엇인가? 우리가 시행하였던 교육방식의 열매와 파급효과는 무엇인가? 의학교육 현장에서 피드백 시스템이 작동되어야 한다. 그리고 그 피드백이란 단순히 의사국가고시 합격률이 아니라 의과대학을 졸업한 이후 10년, 20년, 30년 후에까지 확장되어야 한다. 교육에 대한 엄격한 피드백이 없이 우리는 지난 세기 동안의 의학교육을 시행하여 왔다. 또 우리를 둘러싼 세계와 의료 환경은 놀랄 만큼 변화를 거듭하였다. 의학교육은 과연 그 변화를 수용하였고, 변화에 대처하였는가? 아무도 우리의 의학교육에 대한 근본적인 질문에 대답을 못하고 있다.

우선 의학교육의 피드백 시스템에 대해서 점검해 보아야 한다. 우리가 아무리 다양하고 효과적이라고 믿는 방법론을 도입하여 운용한다고 할지라도 적정한 평가 시스템이 작동하지 않는다면 그 효과를 객관적으로 설명할 길이 없다. 기존의 방식대로 교수의 강의 중심 교육을 받고 의사가 된 세대와 새로운 커리큘럼으로 훈련받은 세대 간의 차이는 어떤 것인가? 과목 중심의 교육을 받은 세대와 장기별 통합강의를 받은 세대 간에 차이가 있는가? 즉, 교육공학적 변화가 의학지식과 술기를 습득케 하는 데 기여하는가에 대해서 적절한 피드백이 없다. 더 나아가 졸업 후, 의사로서의 진료 행위에 대한 지속적이고 장기적인 평가와 분석이 이루어지지 않는 것이다. 의과대학에서 매 학기 학생들을 평가하여 진급과 탈락을 결정하는 평가 시스템이란 매우 제한적인 지적 수준의 평가라고 할 수 있다. 의업(醫業)이란 전인적인 능력과 품성을 요구한다. 의과대학에서 학생들의 해부학 지식을 평가하는 것 이상으로 학생들의 인성적 분야와 사회적 협동능력을 함께 다루어야 한다. 이와 동시에 의과대학 4년 혹은 6년간의 수학 상태를 평가하는 단기간, 미시적 평가로부터 의사의 업무에 대한 장기간, 거시적 피드백이 필요하다. 누가 이 일을 할 것인가? 우리의 의학교육은 사회가 요구하는 교육을 수행하고 있는지, 현장의 요구를 얼마나 충족하고 있는지에 대해서는 아무런 답을 주지 못하고 있다.

그러나 이러한 포괄적 피드백과 평가 이전에, 우리는 현재 우리의 교육이 정상적인 궤도를 운행하고 있는지 끊임없이 평가를 거듭해야 할 것이다. 우리가 수립한 교육과정은 적절한가? 교수학습 방법은 개선되어야 할 부분이 있는가? 임상실습의 문제는 무엇인가? 학생지도는 효율적으로 이루어지고 있는가? 이러한 질문을 가지고 교육현장에서 피드백 설문을 통해 분석하고 고민하는 교수를 보면 그 열정과 노고에 고개가 숙여진다. 하지만, 이러한 노력과 작업은 일회적이거나 즉흥적인 것이 아니라 잘 짜인 시스템으로 운영되어야 할 부분이다. 의학교육을 지속적으로 모니터링하고, 평가하며, 문제점을 발견하고 개선해 나아가는 의학교육 질 관리(醫學教育 質 管理; Medical Education Quality Assurance; MEQA)가 이루어져야 한다. 앞으로 의학교육은 바로 질 관리(質 管理: MEQA)에 의해서 좌우될 것이다. 의학교육 평가는 결국 의학교육의 질 관리(質 管理)를 통해 사회가 요구하는 의사를 양성하고 배출하는 데 목적이 있다. 의학교육에 대한 평가가 구체적으로 이루어진 사례가 플렉스너 보고서[12](Medical Education in the United States and Canada)이다. 플렉스너 보고서가 나오기 전, 미국은 의사 양성기관이 우후죽순 난립하였고, 재정적인 열악함과 교육, 연구의 부진으로 제대로 교육받지 못한 의사를 양산하는 상황이었다. 그래서 의료의 질은 떨어지고 의학교육은 지나치게 상업화되었으며, 의학교육의 목표마저 상실하였다. 플렉스너는 1907년부터 1910년까지 3년 동안 미국과 캐나다의 의과대학을 대상으로 의과대학의 교육여건과 교육과정을 평가하여 보고하였다. 플렉스너의 의과대학 평가 이후에 미국의학은 놀라운 발전을 하였다. 종전에는 유럽과 독일 의과대학으로 유학을 가야 했는데, 플렉스너의 보고서를 토대로 문제점이 개선되자 미국의학은 비로소 유럽과 독일을 앞지르기 시작하였다. 플렉스너 보고서는 이후 의학교육의 중요한 사례가 되고 있으며, 우리나라의 '한국의과대학 인정평가위원회'에서 제시하는 필수 평가 항목들이 플렉스너 보고서에서 많은 영감

---

12) 에이브러햄 플렉스너 지음. 김선 옮김. 플렉스너 보고서. 한길사. 2005.

을 받았다고 할 수 있다.

:: 커리큘럼의 변화

현대의학의 패러다임 변화에 대한 요구는 의료현장의 요구이다. 그러나 변화의 출발점은 의학교육 현장이다. 의학교육의 변화가 없이는 현장의 변화가 어렵다. 의학교육은 시대와 현장의 요구에 맞게 끊임없이 변화하고 발전하여 왔다. 세계적인 동향으로 볼 때, 의과대학에서 학생을 가르치고, 의술을 익혀 가는 교수-학습방법에 있어 꾸준한 변화가 있었다. 그 변화란 것이 무엇인가? 먼저, 교수 강의에 의존하여 이루어지던 교수방법(敎授方法)에 있어서의 변화이다. 강의 일변도의 주입식 교육이 문제점이 많다고 하는 데는 이미 많은 사람들이 동의하고 있다. 그럼에도 불구하고, 여전히 강의식 교육은 가장 중요한 교육방법이다. 강의식 학습방법은 여러 가지 장점이 있는 반면에 많은 문제점을 내포하고 있다. 갈수록 증가하는 의학정보와 지식을 모두 가르칠 수 없는 것이다. 그리고 의술이라는 것이 의학적 지식과 정보를 기본으로 한다고 하지만, 환자를 진료하고 치료하는 과정에서는 문제해결 능력이 더 요구된다. 강의 일변도의 주입식 학습은 창의적이고, 문제해결 능력을 지닌 의사를 만들기에 적절하지 못하다. 더구나, 의학전문대학원이 되면서, 의학교육 기간은 상대적으로 짧아졌다. 과거에 1년씩 강의를 듣던 과목들을 반년 내지는 그보다 짧은 시간에 마쳐야 한다. 한 예로, 해부학에 소요되는 강의시간이 의학전문대학원이 되면서 거의 절반으로 줄었다. 교수의 강의에 의존하여 이루어지던 의학교육은 바뀌어야 하고, 세계적인 추세로 보더라도 변화가 불가피하다. 교수 주도에서 학생 주도로, 주입식에서 토론식으로, 대단위 그룹의 강의에서 소그룹 학습으로, 지식전달 위주에서 문제해결 중심으로, 교과목 중심에서 장기(腸器)별, 질환(疾患)별로 통합된 통합식으로, 지식 위주에서 술기(術技) 중심으로, 강의실 중심에서 현장 중심으로의 변화이다. 전통적인 의학교육이 지식의 습득에 목표를 두고 있다면 이제는 문제해결 능력과 일차 의사로서의 술기를 습득하는 데 학습의 목표를 두고 있다. 학생들이 엄청난 양(量)의 의학지식과 정보를 습득하는 만큼이나 환자와의 의사소통, 환자이해와 같은 의사 - 환자 - 사회의 관계가 중요성을 더해가고 있다. 기존의 교과과정에서는 이론학습이 끝나는 의과대학 3학년 후반기부터 임상실습에 들어갔으나, 최근의 동향은 의과대학 입학과 동시에 환자와 접촉하는 기회를 갖도록 하고 있다. 외국의 몇몇 대학에서는 임상실습 과정 외에 환자를 간호하는 간호 분야에 대한 이해를 위해서 저학년에서 간호실습을 하도록 추천하는 곳도 있다.

커리큘럼상의 변화를 얘기할 때, 흔히 활용되고 있는 모델이 SPICES[13] 모델이다. 이것은 Harden[14] 등에 의하여 개발된 개념인데, 어느 대학의 커리큘럼 중심축이 어느 쪽에 있는지를 분석하는 틀로 이용되고, 동시에 변화의 과정에서 어느 쪽으로 갈 것인가를 논의할 수 있는 개념적 틀이라 할 수 있다. SPICES 모델에 의하면,

---

13) SPICES: Student, Problem - based, Integrated, Community, Electives, Systematic의 첫 글자이다.

14) Harden R. McG. Education strategies in curriculum development: The SPICES model. Medical Education 1984; 18: 284 - 97.

우선 학생중심이냐, 교수 중심이냐로 나눌 수 있다. 두 번째는 문제 중심 학습과 정보수집 및 전달학습으로 분류된다. 세 번째는 통합적이냐, 교실단위 교과목 중심이냐로 나눈다. 넷째는 지역사회냐 병원 중심이냐로 나눈다. 다섯째는 선택의 정도이다. 그리고 마지막으로는 체계적 준비학습이냐 기회적 학습이냐의 측면이다. 우리가 의학교육의 커리큘럼 특성을 얘기할 때 가장 많이 인용하고 척도로 사용하는 방식이 바로 SPICES 모델인데, 대학이 추구하는 의학교육의 목적과 특성에 따라서 어떠한 방향으로 변화를 유도할 것인가를 논의해야 한다. Harden의 모델을 좀 더 세분화하여 제시한 것이 케임브리지 모델이다.15) 케임브리지 모델에서는 네 가지 형태의 커리큘럼 모델을 제시하는데, 교과목 중심, 장기계통, 지도탐구 PBL, 자유탐구 PBL이다. 그리고 이들 네 가지 유형은 교육기관의 배경과 가치, 교육철학, 커리큘럼의 체계화, 교사의 역할, 학생의 관점, 강의내용, 가르치는 방법, 평가방법, 교수의 역할 등 아홉 가지 측면에서 각 유형의 특징을 설명하였다. Harden과 케임브리지 모델을 다른 각도에서 바라본다면 이를 크게 내용주도형, 방법주도형, 평가주도형, 성과주도형으로 분류한다. 이는 의학교육의 기본 틀을 나누는 유용한 분류이다. 내용주도형이란 '사실을 학습하고 시험을 통과하기'의 교육이다. 물고기를 많이 잡아서 건네주는 방식이다. 방법주도형이란 PBL과 같이 의학적으로 사고(思考)

---

15) Swanson D, Benbassat J, Bouhuijs P, Feletti G, Fisher L, Friedman C, Newble D, Obenshain S and Spooner HJ. Alternative approaches to medical school curricula. In Essays on curriculum development and evaluation in medicine: report of the second cambridge conference, Medical School Coordinator of Health Science Office, Vancouver. 1989: 21 - 34

하여 문제를 해결하는 접근방법에 초점을 둔 교육방식이다. 방대한 양의 의학정보를 전수하기에는 불가능하므로, 의학적으로 생각하고 문제를 해결하는 방법, 즉 고기 잡는 방법을 가르쳐 주는 교육이다. 평가주도형이란 의학교육의 방법과 내용이 없다고 할지라도 평가가 이루어지면, 평가가 암묵적인 의학교육의 모델을 결정짓는다는 것이다. 실제로, 우리나라 의학교육도 의사국가고시의 유형과 방향에 좌우되는 부분이 크다고 할 수 있다. 의사국가고시에 임상수기시험이 포함되자, 각 의과대학에 임상수기센터가 만들어지고 임상실습 과정이 강화되는 현상과 같은 것이다. 성과주도형이란 그야말로 사회와 환자 요구에 근거한 의학교육으로서 기업체 맞춤형교육과 같이, 사회와 의료 환경이 요구하는 의학교육을 하는 것을 말한다.

SPICES 커리큘럼의 전형적인 모델을 적용하고 있는 곳이 캐나다 McMaster 의과대학이다. McMaster에서는 학생 중심, 문제 중심, 통합적, 지역사회 중심, 선택 중심, 체계적 준비에 의한 의학교육을 수행하고 있다. 이곳에서는 특징적으로 커리큘럼 운영상에 학생들로부터 피드백이 오면 즉시 실천하고, 아직 새로운 아이디어를 구하고 있는 교육방식에 대해서는 '시행하고 나서 고친다'는 열린 자세를 갖고 있다. McMaster 의과대학의 모험적이고 시범적 커리큘럼은 많은 관심을 끌었는데, 실제로 의학교육의 성과에 있어서 나름대로 만족하고 있는 것으로 평가된다. McMaster 의과대학의 교육방식에 대해서 우려를 가진 사람들이 있었으나, 지금도 꾸준히 이 방식을 유지하면서, 오히려 많은 의과대학들의 벤치마킹의 대상이 되었다. McMaster 의과대학과 마찬가지로 캐나다 캘거리 의과대학 역시 3년 과정의 의과대학 커리큘럼이 120개의 PBL 모듈에 의해서 이루어지고 있다. 이곳에서는 의과대학 입학 첫날부터 학생들이 환자를 접할 수 있도록 하며, 철저하게 학생 중심, 자율학습, 문제 중심으로서 교육이 이루어진다. 이처럼 PBL 중심의 교육을 하고 있는 대학들이 있는가 하면 여전히 전통적인 개념의 교수 중심, 강의 중심, 과목 중심의 의학교육을 고집하고 있는 대학들도 많이 있다. 주로 독일과 영국 등 유럽의 의과대학이 전통적인 의학교육의 커리큘럼을 채택하고 있다.

최근 헝가리 데브레센(debrecen) 의과대학의 의학교육을 탐방하게 되었는데, 그 사례를 소개한다. 헝가리 의과대학은 6년제의 학제를 유지하고 있다. 그렇다고, 우리나라 6년제 학제처럼 의예과 과정 2년을 포함하는 것이 아니다. 의학과 1, 2학년에서는 기초의학을 3, 4, 5학년에서는 임상의학을 공부한다. 이곳에서는 교과목 중심, 교실(Department) 중심의 교육이 이루어지고 있는데, 커리큘럼은 강의, 실습, 세미나로 구성되어 있다. 강의는 전체 학생들을 강당에 모아두고 교수가 슬라이드 강의를 한다. 우리나라 의과대학의 강의식 수업과 동일하다. 실습과 세미나는 철저히 분반학습이다. 약 20명 안팎의 소그룹으로 구성된 그룹에서 학생들은 발표, 토론 등으로 학업이 이루어진다. 학교에서 교수는 교과서에 있는 내용 외에 최신 이론이나 연구동향 등을 심층적으로 강의한다. 따라서, 학생들은 강의와 세미나에 참석하기 전에 미리 교과서를 읽고 기본적인 내용을 알고 있어야 한다. 책에 있는 내용은 학생들이 자율적으로 미리 공부하고, 교수는 심층적인 내용을 강의하고, 토의하고자 유도한다. 이러한 교육방식은 교수진의 확보가 없이는 어렵다는 점이 있으나 교육적인 측면에서는 매우 효율적이다. 학생들은 세미나에서 한 학기

동안 과목에 따라 네 차례 정도의 발표를 하게 되는데, 학생들의 발표를 교수가 평가하여 성적에 반영한다. 임상실습은 크게 두 부분으로 나뉜다. 임상과목을 공부하는 본과 3학년, 4학년, 5학년에서는 강의와 실습이 각각 절반씩 시간이 배정되는데, 실습에서는 철저히 교과학습 목표에 따라 실습이 이루어진다. 정형외과의 골절 부분에 대한 실습의 경우 골절의 처치에 관해서 환자를 대상으로 하지 않고 OSCE 형태의 실습을 한다. 이처럼 본과 3, 4, 5학년의 임상실습은 학습목표에 따른 실습이 그룹별로 이루어지고, 본과 6학년에서는 우리나라 의과대학의 임상실습과 비슷하게 병원에서 관찰(Observation) 형태로 이루어진다. 임상실습이 병원에서 무작위 환자의 진료와 수술, 치료에 대한 관찰 형태로 이루어지는 부분도 있어야 하지만, 임상과목의 학습목표에 나온 제반 내용에 대하여 모형이나 시뮬레이션을 이용하여 준비된 체계적 실습이 매우 중요하다.

우리나라의 경우 교수 및 학습 방법에 대한 교육공학적 이론들이 도입되면서 소그룹 자율학습, 학생 주도의 문제 중심 학습 등이 기존의 강의중심의 수업을 대체하는 방향으로 변화를 보이고 있다. 커리큘럼에 PBL(Problem Based Learning)을 도입하는 대학들이 거의 대부분이라는 사실이 대표적인 예이다. 교과과정에 있어서 괄목할 변화는 전통적인 교과목 중심, 교실(Department) 중심의 커리큘럼에서 장기별 통합강의가 보편화되었다는 점이다. 보다 혁신적인 대학에서는 PBL만을 운용하는 대학도 생겨났다. 그러나 대부분은 전통적인 방식과의 적정한 조화를 모색하는 경우가 많다. 또한 비교적 오래전부터 시행해 오던 방식인 통합강의(Integrated Lecture)16)는 이제 모든 의과대학의 보편적인 교과목으로 자리 잡

았다. 대학마다 기초와 임상을 통합한 곳도 있고, 기초와 임상을
분리하여 통합한 학교도 있다. 기존의 교과목 중심의 교육과정에서
는 심장의 해부학, 심장의 생리학, 심장의 병리학, 심장의 내과적
질환, 심장 수술, 심장의 영상진단이 각각 서로 다른 과목으로서
학생들은 같은 심장에 대해 여러 과목으로부터 강의를 받는다. 그
러나 통합과목에서는 심장 관련 교과목의 교수들이 심장부분만 분
리하여 심장학이란 이름으로 강의한다.

의학전문대학원으로 전환하는 과정에서 기존의 이론수업의 비중
은 축소되고, 임상실습이 강화되어 실제 학생들이 강의실에서 교수
의 강의를 듣는 수업시간은 과거에 비해 상당 부분 줄어들었는데,
이는 의학교육의 목표가 무엇을 얼마나 알고 있는가보다는 무엇을
할 수 있는가에 그 무게 중심을 두는 쪽으로 변화하고 있기 때문
이다. 의사국가고사에 실기시험이 도입되자 의과대학마다 앞다투어
OSCE[17]나 CPX[18]와 같은 임상술기 교육 프로그램의 개발에 많은
노력을 기울이고 있다. 또한 의과대학의 인정평가 시스템이 적용된
후 대학마다 다양한 교과과정을 도입하여 운영하고 있다. 대체의학
이나 의공학, 의료 인문사회학 등과 같은 새로운 과목들이 의학교
육에 도입되었으며, 특히 다양한 영역의 학부를 졸업한 학생들이

---

16) 통합강의(Integrated Lectute)는 교과목 중심의 강의방식에서 장기별, 기관별, 질환별로 학
    과목을 연계하고 통합하여, 이를테면 심장학(Cardiology)이라는 통합과목으로 내과, 소아
    과, 흉부외과, 생리학, 진단방사선학과 등을 통합적으로 교육하는 방식이다. 블록강의(Block
    Lecture)라고 해서 통합과목으로 구성된 과목을 일정기간에 집중적으로 강의하는 방식을
    병행함으로써 학습의 효과를 높이고자 하기도 한다.

17) OSCE; Objective Structured Clinical Examination의 약자로서 학생들로 하여금 환자를
    진찰하고, 의학적 시술을 할 수 있는지 임상술기를 평가하는 방식의 하나이다.

18) Clinical Practice Examination: 임상술기 평가의 하나로서 모의환자를 통해 평가하는 방
    식이다.

의학을 공부함으로써 의학전공자의 진로 다양성을 기대할 수 있게
되었다. 이러한 의학교육 현장의 변화와 새로운 도전들은 21세기
의료현장의 요구를 반영하는 바람직한 현상이라고 생각된다.

그러나 이러한 변화의 흐름 속에서 기존의 방식에 젖어 있던 교
수들은 변화에 적응하기가 쉽지 않다. 한 예(例)로서 통합교과목을
운영해 보면, 통합적인 학습에는 참여 교수들의 협력과 교류가 중
요함에도 교수들은 기존의 교과목 혹은 교실(敎室, department) 개
념에 익숙한 나머지 통합적인 교육방식에 잘 적응하지 못한다. 그
러다 보니 교수들 간의 연계와 소통이 부족함으로 인한 문제들이
보이기 시작한다. 현재 진행되고 있는 통합과목의 운영상 관련 교
수 간의 소통의 부족은 의학교육 현장이 안고 있는 한계일 수 있
다. 이미 교과목 중심의 분과학에 익숙한 교수들에게 통합적인 개
념으로 접근하는 일들이 쉽지 않은 것이다. 따라서 의학교육을 담
당하고 있는 교수들의 생각이 바뀌지 않으면 의학교육에서의 변화
를 기대하기란 어려운 실정이다. 전통적이고 보수적인 교육방식에
젖어 있으면서, 변화하는 의학교육의 추이를 보지 못한다면 의학교
육은 여전히 과거의 방식을 답습하고 반복하게 된다. 이러한 한계
는 강의방식, 교과과정의 설계, 평가제도의 재수립 등의 모든 분야
에 걸쳐서 직면하게 되는 문제이다. 결국, 의학교육의 변화는 교수
들의 사고방식과 의식의 변화에서 시작되어야 한다. 급변하는 세계
와 의료 환경 및 의료의 패러다임 변화에 대한 적절한 대응은 바
로 의학교육을 책임진 교수들에게 달려 있다. 그래서 의학교육의
커리큘럼 변화는 교수들의 의식과 생각 속에서 먼저 변화가 일어
나야 하는 문제이다.

의학교육 실험 사례보고
(醫學敎育實驗; Trials in Medical Education)

　필자가 전공의 과정을 마치고 대학에 교수로 임용되었던 당시만 해도 의과대학의 커리큘럼이 필자가 대학을 다니던 1970년대와 80년대의 방식을 그대로 적용하고 있었다. 그래서 열심히 강의안을 만들고, 책자를 만드는 등 학생강의에 온 심혈을 기울였다. 그런데 교수가 아무리 열심히 강의를 해도 학생들이 강의를 통해 습득하여 기억하는 비율은 기대에 훨씬 미치지 못한다는 것을 알았다. 필자는 의학교육 실험(醫學敎育實驗)을 통하여 강의방식을 비롯한, 의학교육의 다양한 형태를 모색하기 시작하였다. 의학교육 실험(醫學敎育實驗; Trials in Medical Education)이란 임상시험(臨床試驗; Clinical Trial)과 같이 아직 입증이 되지 않은 의학교육의 모델을 학생들에게 적용해 봄으로써 교육적 가치와 효용성을 평가하는 것을 말한다.[19]

---

19) 홍명호 외 역. 창조적 의학교육. 고려의학. 1996. p.57.

임상시험이 새로운 치료법이나 신약을 개발하기 위해 반드시 필요한 과정이기는 하지만, 임상시험에 따르는 위험성이 있듯이, 의학교육 실험에도 긍정적인 측면이 있으면서, 동시에 부정적인 면이 있다. 교수들이 너도나도 개별적으로 교수강의 등 의학교육의 방법들을 시험하다 보면, 혼란과 부작용이 나타날 것이다. 그래서 의학교육 실험도 임상시험과 마찬가지로 통제와 검증을 받아야 한다. 아직 의학교육에 이러한 제도와 방법이 마련되어 있지 않지만, 앞으로 의학교육 시험에 따르는 임상시험위원회(Institutioanl Research Board; IRB)와 같은 기구를 만들 필요가 있다고 생각한다.

:: 인터넷/멀티미디어를 이용한 산과학 강의[20]

필자는 '인터넷/멀티미디어를 이용한 산과학 강의'라는 교육 프로그램 개발에 관한 연구과제가 선정되어, 의학과 2학년 산과학 강의를 인터넷/멀티미디어에 의한 가상학습을 시도하였다. 인터넷/멀티미디어 강의는 지금이야 보편화된 학습모델로 정착이 되었으나, 연구과제가 선정된 무렵에는 아직 가상강의가 지금처럼 보편화되지 않은 때였다. 필자는 먼저 8주 동안의 강의 중 인터넷/멀티미디어 학습프로그램 개발을 위한 1~2주 분량의 강의내용을 콘텐츠로 하여, 프로그램 개발에 들어갔다. 프로그램의 기본적인 개념은 인터넷을 이용하여, 학생들이 강의실, 도서관, 집에서 어디서나 접속이

---

20) 조선대학교 특성화교육 프로젝트로서 4개의 기획연구과제(1997) 중 하나로 선정되어 대학의 연구비 지원에 의해 수행되었음.

가능하도록 하였으며, 주 단위로 강의내용을 분류하여 자율학습용으로 구성하였다. 강의내용은 인터넷 웹상에서 교수의 강의 비디오를 통해 이루어지고, 단원별로 증례(Case), 병리조직 사진, 초음파 사진, 기타 영상자료를 이용하도록 구축하였다. 동시에, 실시간(real - time)으로 수술실의 수술 장면을 연결하거나, 비디오를 이용한 동영상 자료를 참고하도록 하였다. 프로그램 개발은 전문 프로그래머가 전담하여 개발기간을 가졌으며, 프로그램이 완성된 후에는 의학교육학회 학술대회에서 발표하였다.[21] 프로그램의 특징은 첫째, 학생들이 강의실 강의와 병행하여 학습에 필요한 임상적인 영상자료를 풍부하게 활용할 수 있으며, 둘째, 증례학습 프로그램을 통해 실제 환자의 사례를 통해서 학습할 수 있다. 셋째, 인터넷을 통한 실시간 수술을 임상강의 시간에 적용이 가능하다는 점이다. 인터넷/멀티미디어 산과강의는 교육 프로그램으로 그치지 않고, 이를 임상진료와 원거리 화상토의를 위한 프로그램 지원도 가능하게 구성하였다.[22]

연구개발 후 실제로 강의에 사용하고, 학생들이 이용하기까지는 여러 가지 장애요인이 발견되었다. 그 장애요인을 분석하면 첫째, 인터넷과 주변기기 지원이 원활하지 못하였다, 필자가 연구개발을 시작한 당시에는 인터넷 지원이 미흡하여 완성된 프로그램의 활용이 어려운 점이 있었다. 둘째, 컴퓨터 프로그램을 이용한 강의학습의 운영에는 많은 시간과 노력, 그리고 지속적인 관심과 열정이 필요한데, 프로그램 개발 과정이 끝나자 이러한 팀워크가 실제로

---

21) 송창훈. 인터넷/멀티미디어를 이용한 산과학 강의. 제8차 한국의학교육학술대회. 한국의학교육학회학술대회지. 1998. p.22 - 23.

22) 송창훈. Real - time Cybernetics를 이용한 의료모델과 지역사회 의료개념의 제안. 조선대학교 병원 학술대회. 1998.

어려워졌다. 따라서 컴퓨터를 이용한 이러한 가상학습 프로그램의 개발과 운용을 위해서는 충분한 재정적 지원과 인력이 필요하다. 동시에 콘텐츠를 운용할 수 있도록 주변기기의 구입과 지속적인 운영 등 교수 개개인이 추진하기에는 어려움이 많았고, 일회적인 연구비 지원도 중요하지만 지속적으로 관리하고 지원하는 시스템을 구축하는 것이 보다 필요하다고 생각된다. 셋째는 끊임없이 콘텐츠를 보완하고 업그레이드하는 전담인력이 필요한데, 전담인력의 부재로 연구 개발한 프로그램의 관리운용이 어려웠다.

의학교육은 교육의 특성상 강의실 교육과 임상실습 등의 기존의 교육방식과 더불어 웹기반 가상강의와 학습지원 프로그램이 매우 필요한 분야이다. 우선 의학교육은 많은 분량의 영상자료와 조직사진, 임상데이터 등의 임상자료를 접하는 것이 필요하다. 예를 들면, X – 선 사진이나 CT, MRI, 초음파 사진은 언제든지 학생들이 필요할 때 웹기반 프로그램을 통하여 학습에 이용할 수 있어야 한다. 병원에는 PACS 시스템이 구축되어서 방대한 분량의 환자의 임상자료가 운용되고 있고, 병리조직 사진과 초음파 소견 등이 관리되고 있다. 또한 약간의 장비만 구축한다면, 병원의 수술 장면 등을 언제나 인터넷으로 모니터할 수 있다. 임상현장을 가상공간의 실시간 웹을 이용하여 의학교육에 활용할 수 있다. 뉴욕 의과대학의 최우수 교수인 메리 앤 홉킨스 박사는 알렉스 프로젝트[23]를 개발

---

23) 알렉스 프로젝트(Alex – project)란 Advanced Learning Exchange의 약자로서 애니메이션을 이용한 온라인 의대수업이다. 홉킨스 교수를 중심으로 의대, 교육대, 전자도서관, 공과대학 등 뉴욕대학교의 여러 분야의 교수들이 팀을 이루어 함께 개발한 이 교육시스템은 미국 외과의사협회 등으로부터 의학교육의 작은 혁명으로 평가받고 있다. 프로젝트에 소요된 개발기간은 약 5 – 6년으로서 시행착오와 개선작업을 거쳐서 2007년에 마침내 프로그램이 완성되었다.

하여 유명해졌다. 그녀는 말하기를 "의과대학 학생들은 입학할 때부터 경쟁에 몰린다. 방사선과 의사와 외과의사, 그리고 내과의사가 한 명의 환자를 함께 치료하며 일하는 법 같은 건 아무도 가르치지 않는다. 사이버 강의실의 잇점 중 하나는 학생들의 소통 능력과 지도력을 가르치는 것인데, 이는 보통방식의 수업에서는 배우기도, 가르치기도 어렵다. 사이버 강의실에서는 외상, 정신적 쇼크, 골절 등 여러 가지 상황을 설정해 놓고 그 주제에 관하여 학생들이 자발적으로 토론을 이끌어 가면서 소통능력과 지도력을 연마한다."24)

:: 학생 주제발표식 수업(Subject–oriented Student Lecture)25)

필자는 의학과 2학년의 8주간의 산과총론 수업을 학생주제발표식 수업으로 진행하였다. 8주 동안의 교과내용은 산과총론으로 여성생식기의 해부학과 생식생리학, 임신의 진단과 초기임신의 내분비 변화, 태반과 태반 호르몬, 태아의 발달과 성장, 임신의 모체적응 등이었다. 의학과 2학년 160명의 학생을 8명 단위로 20개의 그룹으로 나누었다. 수업 내용에 대한 자율적인 그룹학습을 권장하였으며, 매 시간 2–3개 그룹을 선정하여 주제발표에 참여토록 하였다. 주제발표에 참여한 그룹은 100분간의 수업을 위해서 6~8명의 학생발표자를 선정하였으며, 선정대상은 발표를 희망하는 학생들을 우선으로 선정하였고, 희망자가 없을 때는 그룹리더에 의해 선정하

---

24) EBS 최고의 교수제작팀 지음. EBS다큐멘터리 최고의 교수. 예담. 2008. p.216.
25) 송창훈. 의과대학 산과학 강의에 있어서 주제발표식 학습의 시도와 문제점 분석. 조선대의
    대논문집. 제23권 1호, 116–129, 1998.

는 방식으로 정했다. 발표수업 전에 총 2회의 준비모임을 가졌는데, 수업 1주일 전에 산부인과 집담 회의실에 모여서 발표자로 선정된 학생들에게 발표주제를 제시하였고, 수업 1~2일 전에 리허설 시간을 가졌으며, 리허설에 소요된 시간은 평균 2시간이었다. 한 사람의 발표시간은 10~15분으로 제한하였다. 리허설 발표를 통해서 학생들이 맡은 주제에 대하여 충분한 준비가 되어 있는지, 강의안 준비와 발표내용에 문제점은 없는지, 다루어야 할 내용 중에서 빠진 부분은 없는지를 점검하였다. 학생 주제발표식 수업은 발표자 학생들이 준비한 강의안을 배포하고, OHP 강의로 발표 순서를 따라 발표하였다. 학생들의 발표 전에 교수가 간략한 주제소개를 하였고, 학생들의 발표가 모두 끝나면 교수가 보충설명을 하는 것으로 수업을 마무리하였다. 8주 동안의 학생 주제발표식 수업을 마치고 설문조사를 통해서 학생들로부터 피드백을 받아 보았다. 그 결과, 학생들의 반응은 다음과 같았다.

우선, 학생들은 동료 학생들에 의해서 주제발표식으로 진행된 수업에 대해서 대부분 보완 발전시켜야 할 강의방식으로 받아들이고 있었으며, 주제발표를 한 그룹에서 이러한 강의방식에 긍정적인 반응을 보였다. 학생들은 기존의 교수 중심, 지식 전달 중심의 강의가 개선되어야 한다는 인식을 하고 있었으며 학습의 주체로서 능동적인 역할을 하기를 원하고 있었다. 동시에 기존의 강의방식과는 전혀 새로운 학습형태에 대한 혼란과 학습 불안심리가 나타났는데, 31.9%에서 강의의 체계가 없고 혼란하였다는 반응을 보였다. 주제발표식 강의의 문제점으로는 학습내용의 체계를 잡기가 어려웠고(30%), 신뢰성이 떨어졌으며(19.4%), 전체 학생 중 일부만 참여한다는 점을 지적하였다. 학생들은 전적인 자율학습과 토론식 학습에 얼른 적응하지 못했으며, 여전히 교수의 강의에 의존하려는 경향도 나타났다. 학생들은 소그룹 자율학습에 대한 어려움을 가장 많이 호소하였다.

결론적으로, 학생 주제발표식 수업을 진행해 본 결과, 수업준비를 위해서는 교수의 직접 강의보다 많은 시간을 필요로 하였다. 학생 주제발표식 수업이 성공적인 방식이 되려면, 사전에 잘 짜인 내용구성과 치밀한 준비과정이 반드시 필요하다고 분석하였다. 학생들은 자신이 발표할 주제에 대해서는 심층적인 학습을 하였으나, 다른 학생의 주제에 대해서는 학습효과가 다소 떨어졌다. 학생 주제발표식 수업은 학생들로 하여금 수업내용을 학습하고 준비하여 강의(발표)하도록 하는 점에서 교수강의와 다를바 없다. 또한 강의를 수업의 기본 패턴으로 이용한다는 점에서 별다른 차별성이 없다. 하지만 수업과 강의의 주체가 교수에서 학생으로 바뀐 점에 있어서 학습모델의 큰 변화라고 할 수 있다. 따라서 다소간의 문제점과 보완점이 지적되었음에도 불구하고, 앞으로 개선하여 발전시킬만한 수업형태라고 생각한다.

:: 주제별 글쓰기 수업(Subject-based Medical Writing)26)

글쓰기는 의대생들의 생각을 읽을 수 있는 좋은 기회가 될 뿐만 아니라, 글쓰기를 통하여 자신을 성찰하고 인문학적인 사고(思考)를

---

26) 송창훈. 글쓰기에 나타난 의대생들의 의식연구. 한국의학교육학회 학술지. 2003.

할 수 있는 기회가 된다. 따라서 글쓰기를 의학교육의 학습모델로서 도입한 예는 이미 많은 의학자들이 보고한 바 있다.[27] 필자는 의학교육에 활용할 수 있는 글쓰기 모델을 개발하고자 하였으며, 학생들에게 주제를 제시하고 자유로운 글쓰기를 하도록 하였다.

글쓰기에 참여한 학생들은 의예과 2학년, 의학과 2, 3, 4학년이었다. 의예과 2학년은 의학윤리를 담당하는 교수가 강의 마지막 주에 글쓰기를 유도하였고, 의학과 2, 3학년은 산부인과 강의 시간을 할애하였다. 의학과 4학년은 의사윤리 시간을 이용하여 글쓰기를 시도하였다. 글쓰기는 수업 내용과 관련되거나, 강의를 마치는 마지막 시간에 하도록 하였다. 글쓰기의 주제로는 '나의 꿈과 비전', '국가와 나', '나와 의학의 길', '의술은 아직도 인술인가?', '의학교육의 미래와 문제점', '인간생명에 대한 소고(小考)' 등 여섯 가지 제목을 제시하였다. 글쓰기 장소는 강의실에서 수업의 일부로서 이루어졌다. 글쓰기에 주어진 시간은 적게는 30분에서 60분까지 주어졌다. 시간이 종료되면 학생들이 작성한 글을 모아서 학년별로, 주제별로 묶어서 제본하였다. 학생들이 작성한 글들은 국문학 전공 교수와 철학 전공 교수, 그리고 글쓰기를 주관한 필자가 각각 읽고 분석하는 작업을 하였다. 그리고 이러한 결과물에 대해서 2003년 제주에서 열린 한국 의학교육학회 학술대회의 연구공모과제 결과발표로서 발표한 바 있다.

글쓰기를 통해서 다음과 같은 결론을 얻었다.

첫째, 의학교육에서 글쓰기는 학생들의 내면화된 의식과 가치관

---

27) Anne Hunsaker Hawkins and Chandler McEntyre. 신주철, 이영미, 이영희 역. 문학과 의학교육. 도서출판 동인. 2005. pp.105 - 119.

등, 학생들의 내면에 접근할 수 있는 중요한 교육적 방법이라는 것이다. 글쓰기에서 필자는 학생들의 생명관, 윤리의식, 가치관, 개인적 자아상, 국가관, 의학교육에 대한 갈등과 적응, 미래에 대한 학생들의 전망 등을 살펴볼 수 있었다. 이는 글쓰기가 다른 어떤 방법보다도 학생들의 내면세계에 접근할 수 있는 가장 효과적인 방법임을 입증해 주었다. 기존의 의학교육에서는 학생들의 내면적인 부분에까지 접근을 시도해 보거나, 접근할 수 있는 방법이 없었다고 보아도 틀리지 않을 것이다. 글쓰기를 의학교육의 모델로 적용한다면, 의학교육에서 학생들의 내면세계, 즉 가치관과 윤리의식과 같은 영역까지도 함께 다루고 이해할 수 있을 것으로 전망한다.

둘째, 의대생들의 글쓰기에는 자기 성찰과 사유과정이 결여되어 있었으며, 글쓰기 자체의 훈련도 미흡한 것으로 나타났다. 의대생들은 글쓰기에서 자기 성찰의 기회가 없는 의학교육의 현실을 토로하였는데, 그들의 글쓰기에도 자기 성찰이 많이 결여되어 있음이 나타났다. 글쓰기에 나타난 성향으로는 사고가 단순하였으며, 내적 성찰이 미흡하였고, 논리적 사고를 전개하는 자세가 부족하였다. 문장에 있어서도 장문(長文)의 만연체 글이 많았고, 미완성 글, 풍부하지 못한 단어 사용 등이 지적되었다. 이는 의학교육의 현실을 그대로 반영하고 있는 현상으로서 의학교육에 자기 성찰과 인문학적 사고훈련의 교육기회가 전무한 것을 대변하고 있다. 따라서 글쓰기는 이러한 의학교육의 인문학 결핍을 보완할 수 있는 교육모델이라 생각된다. 하버드대학 화학과 D. 허슈바흐[28] 교수는 화학

---

28) Dudley Herschbach 교수는 하버드대학교 화학과 교수이자 하버드대학교 과학대학 베어드 좌(座) 교수이다. 1986년 노벨화학상을 수상하였다.

입문 시간에 시(詩)를 쓰도록 한다.[29] 노벨상 수상자인 세계적인 화학자가 화학수업 시간에 시를 쓰도록 하는 것은 의미심장한 뜻이 담겨 있다.

결론적으로 의학교육에 글쓰기 교육을 도입한다면, 의학교육이 추구하는 교육 목적과 목표에 근접하는 데 매우 효과적인 교육방법이 되리라고 생각한다. 앞으로, 의학교육에 글쓰기 모델을 적용하기 위해서는 다양한 글쓰기의 시도를 통해 글쓰기 모델 구축이 필요하다. 예를 들면, 의학적 텍스트를 제시한 후 텍스트를 읽은 소감의 글쓰기,[30] 의학적 주제를 제시하여 토론하게 한 후 글쓰기, 병원과 임상현장에서 경험한 사례에 대한 글쓰기, 자신의 살아온 과거와 현재를 돌아보며 쓰는 인생소감 글쓰기, 자신의 미래 비전과 꿈에 대한 글쓰기, 최근 언론에 이슈화된 사회적 문제에 대한 글쓰기, 임상현장에서 생명윤리적인 문제와 관련한 글쓰기, 의료제도나 의료 환경의 제 문제에 대한 글쓰기, 의과학적 사실에 대한 과학사적 글쓰기, 의학적 사실에 대한 의학사적 글쓰기, 말기 암 환자나 신장투석 환자의 고통에 대한 환자와의 인터뷰 글쓰기, 환자의 병력을 청취한 후 이야기체(narrative)의 글쓰기 등을 생각할 수 있을 것이다. 또한 글쓰기의 문장적 측면에서 대학의 문장센터와 연계하여 학생들의 글에 대한 평가와 교정 작업도 필요하리라 생각된다.[31]

---

29) EBS 최고의 교수제작팀 지음. EBS다큐멘터리 최고의 교수. 예담. 2008. p.175.

30) 박재영 엮음. 문학속의 의학. 청년의사. 2002.

31) 김영민. 탈식민성과 우리 인문학의 글쓰기. 민음사. 2001.

:: 증례학습 모듈(Module) 개발32)

　의학교육 과정에서 학생들이 수업 중 교수의 강의를 통해 얻는 정보는 다분히 서술적(敍述的), 개념 정의식(槪念定義式) 학습에 의존한다. 예를 들면, 자궁 외 임신(子宮外姙娠; Ectopic Pregnancy)에 대해서 교수는 교과서에 기술된 순서에 의해서 정의(定義), 임상증상(臨床症狀), 이학적(理學的) 소견, 검사 소견(Laboratory Finding), 초음파 소견, 진단, 치료, 예후(豫後)에 대해서 강의를 한다. 아마 거의 모든 의학수업이 이렇게 서술식, 개념 정의식 강의로 이루어질 것으로 생각된다. 그런데 이러한 강의학습(講義學習) 방법은 지식전달 중심의 학습으로서, 현장에서 환자를 진료하는 목적으로는 적합하지 않다. 왜냐하면, 의료현장에서 의사가 맨 먼저 만나는 상황(狀況)은 잘 정의(定義)된 진단명(診斷名)이 아니고, 환자가 호소하고 있는 고통, 곧 증상(症狀)이기 때문이다. 환자는 병원에 오면서 진단명을 목에다 걸고 오지 않는다. 환자는 증상을 가지고 의사에게 온다. '자궁 외 임신'이라는 진단을 가지고 응급실에 온 것이 아니라, '질 출혈'(膣出血; vaginal bleeding)이라는 임상적인 문제를 가지고 온다. 의사가 출발해야 하는 임상적인 출발점은 바로 임상증상이다. 따라서 의학교육의 학습과정은 최종적인 진단명에서 시작해서는 안 되고, 최초의 증상, 임상적 문제, 환자의 고통으로부터 문제를 접근하는 방식이 되어야 한다.

　환자의 임상적인 증상과 고통으로부터 문제를 접근하고자 할 때,

---

32) 송창훈 저, 고위험 임신. 조선대학교 출판부, 2004. pp.17 - 37.

기존의 서술식, 개념 정의식 학습에 비해서 논리가 복잡해진다. 기존의 접근방식인 진단명 '자궁 외 임신'으로 출발하면 서술해야 할 범위와 내용이 명확하다. 자궁 외 임신에 대해서만 강의하면 된다. 자궁 외 임신을 강의하면서 유산이나 포상기태(葡狀奇胎; H-mole)에 대하여 설명할 필요가 없는 것이다. 그러나 임상증상과 환자의 고통으로부터 출발하면 상황이 달라진다. 모든 가능성을 두고 접근해야 하기 때문이다. 그런데 실제로 임상현장에서는 이러한 접근방법이 적용된다. 증례학습의 모듈에서는 가능한 질환들과 임상적인 상황들을 열거해야 한다. 모든 가능성을 염두에 두고 증상을 추적해야 한다. 질 출혈로 병원을 찾아온 환자의 경우, 가능한 질환과 임상적 상황은 크게 두 가지로 분류된다. 첫째는 임신을 한 경우이고, 두 번째는 임신을 하지 않은 경우이다. 첫 번째의 분류에서 임신을 동반한 질 출혈은 다시 임신 주수(週數)에 따라, 임신 초기와 임신 중 후반기, 분만 및 분만 후기 이렇게 세 그룹으로 대별된다. 다시, 임신초기의 질 출혈은 자궁 외 임신, 유산, 정상임신으로 세분화되며, 임신 중 후반기의 질 출혈에는 전치태반과 태반조기박리로 분류된다. 그리고 마지막으로 분만과 분만 후에 오는 질 출혈로는 자궁무력증에 의한 출혈과 외상(外傷; trauma)에 의한 출혈, 태반성 출혈로 세분화된다. 이렇게 모든 가능한 질환과 임상적인 상황들이 열거되면, 환자가 가지고 온 증상과 정보, 그리고 진찰과 검사소견을 바탕으로 정확한 진단을 찾아가는 것이다.

결론적으로, 필자는 의학과 2학년 강의에서 '임신과 동반된 질 출혈'을 증상으로 병원을 찾은 여자환자를 증례로 하여 증례학습 모듈을 개발하고, 이를 산과학 수업에 적용하였다. 개발된 모듈은

『고위험 임신』(송창훈 저, 조선대학교출판부, 2004 17 - 37쪽)에 수록되었다. 증례학습의 모듈에 의한 강의학습은 교수나 학생들에게 만족스러운 학습방법으로 평가된다. 그러나 학생들이 아직 산과적 기본지식이 없는 상태에서 많은 산과적 질환을 동시에 다루는 증례학습에 부담을 느끼는 경우도 많았다. 의학과 2학년에서 임상의학을 시작하자마자 증례학습 모듈을 접하는 것이 학생들의 이해도 측면에서 소화하기 어렵다는 반응을 제외한다면 증례학습 모듈개발에 의한 임상수업의 시도는 의의가 크다고 확신한다.

:: 동아리 형태의 학습그룹: '창조의학토론회' 사례 보고

의학교육은 오랜 전통과 과중한 학습 부담으로 말미암아 커리큘럼의 다양성과 융통성, 신축성이 제한되었다. 학생들은 꽉 짜인 전통적 커리큘럼 아래에서 개인의 취향과 다양성, 재능과 특성이 무시된 채 억압된 분위기에서 생활한다. 학생들이 장차 나아가 활동하게 될 세계는 빠르게 변화하고 있는데, 의학교육 커리큘럼은 이러한 변화와 요구에 적절히 대응하지 못하고 있다. 그래서 필자는 의과대학의 현행 교과과정에서 다룰 수 없는 다양한 학습모델을 시범 적용함으로써 참여한 학생들의 학업성취 만족도를 높이고, 새로운 의학교육 모델을 자율적으로 조기에 접목할 수 있는 방안으로서 동아리 형태의 학습그룹을 활용하였다.

의과대학 신입생을 대상으로 '창조의학토론회'라는 학습그룹 동아리를 만들고, 신입생들에게 동아리를 소개하였다. 처음 참여를 희망한 신입생은 약 15~20명이었다. 동아리의 활동형태는 필자가 튜터로서 모든 학습활동을 모듈레이션 하고, 학습 환경과 공간, 초청 강의 및 프로그램의 지원자가 되었다. 동아리 첫해에는 주로 교수들을 초청하여 강의를 듣고, 학생들과 자유로운 토론과 대화를 나누는 방식을 택하였다. 연구를 활발히 하고 있는 교수들을 초청하여 그들이 하고 있는 연구에 관해서 강의를 듣고, 앞으로의 진로며, 연구전망 등 자유로운 대화의 시간을 가졌다. 우리나라에서 노벨의학상이 나오지 않는 이유를 얘기하다가 의과대학 과정에서 기초실험 연구의 경험이 없기 때문에 연구경쟁력이 취약하다는 결론을 얻고부터는 의예과 과정에서 방과 후나 방학을 이용하여 실험실 연구경험을 갖도록 하였다. 실험실 프로그램에 참여하던 한 학생이 국제적인 논문에 이름이 실리는 개가를 올리기도 하였다. 동아리가 출발하던 당시 국내외 의과대학에서 문제 중심학습(PBL)이 화두가 되었기 때문에 PBL 학습을 시도하였다. 병원임상실습을 조기에 도입하는 의과대학의 사례들이 보고되어서, 의예과 1학년들의 병원임상실습을 시작하였다. 의학과 관련하여 <닥터스>나 <패치 아담스>와 같은 영화를 함께 보고 토론하는 시간도 가졌다. 국립과학수사연구소를 함께 탐방하기도 하였다. 현재, '창조의학토론회'의 멤버는 졸업생을 포함하여 약 20~40여 명이다. 의예과 때 활동하다가 의학과에 진입하고는 참여하지 않는 사람들이 있지만, 창조의학토론회는 학습그룹이자 동아리로서 학생들 자율적인 모임으로 정착하였다. '창조의학토론회'를 통해서 다음과 같은 가능성과 체험을 얻게 되었다.

첫째, 학생자율적인 학습그룹을 활용함으로써 의학교육의 경쟁력을 높일 수 있다. '창조의학토론회'는 동아리 형태이지만 사실상 열린 학습그룹이다. 모임의 정식 멤버가 아니어도 희망하는 사람에게는 누구에게나 의예과 임상실습 과정에 참여할 수 있도록 한다. 창조의학토론회를 통하여 학생들은 의예과 시절부터 훌륭한 교수들과의 접촉의 기회를 갖게 되고, 또 실험실에서 연구에 직접 참여하는 기회를 갖게 된다. 의예과에서 조기에 임상을 경험함으로써 많은 유익이 있는데, 의과대학의 정식 커리큘럼이 제공하지 못하는 교과과정 외 프로그램을 경험할 수 있다. 사실상 의과대학의 교과과정이 학생들에게 모든 필요를 충족시킬 수 있다고 생각한다면 그것은 환상일 것이다. 다양한 요구와 필요를 의과대학의 경직된 커리큘럼으로 만족시키기는 어렵다. 즉, 대학의 정식 커리큘럼 외에 학생자율적인 과외 프로그램이 필요하다. 의학교육의 경쟁력을 높이기 위해서는 이처럼 학생 자율적인 동아리 형태의 학습그룹이 많이 활동하도록 권장하는 것이 필요하다.

둘째, 이러한 학습그룹을 통하여 다양한 의학교육 실험(醫學敎育實驗)이 가능함을 확인하였다. 그 대표적인 사례가 의예과 임상실습이다. 의예과 임상실습은 이미 외국 의과대학에서 시행하고 있는 제도이지만, 한편에서는 부정적으로 보는 시각도 많다. 필자는 의예과 임상실습을 시험적으로 시행해 봄으로써 의예과 임상실습의 중요성을 깨닫게 되었다. 의예과 임상실습은 학생들에게 조기에 임상현장을 접촉하도록 함으로써 장차 의사로서의 자아 정체성과 의학이라는 학문에 현실감 있게 다가가도록 한다. 그동안 창조의학에서 시행한 다양한 프로그램 중에서 의예과 임상실습만큼 학생들에게 높은 호응을 받은 것은 없다. 창조의학토론회에서는 시작한 첫해부터 학생들로부터 PBL을 시도하였다. 그런데 이들이 의학과 4학년이 되자,

교과과정에 PBL이 시범적으로 도입되었다. 창조의학토론회에서 이미 의예과 시절부터 PBL을 시행해 본 학생들은 시범적으로 처음 시도된 PBL이 조금도 낯설지 않았다.

셋째, 동아리 형태의 학생자율적인 학습그룹을 통해서 교수-학생 간의 인격적이고 인간적인 교육모델을 확인하였다. 창조의학토론회는 학습그룹이면서 동아리이다. 따라서 친목과 교제라는 인격적이고 인간적인 정서(情緒)가 흐르고 있다. 마틴 부버가 말한 것처럼 교육이란 너와 나의 만남에서 이루어진다. 함께 식사도 하고, 학생들끼리는 선후배가 어울려 섬으로 1박2일 여행을 가서 함께 숙박을 하고 오기도 한다. 그러다 보니 학습그룹의 학생들과는 끈끈한 정과 유대감이 형성되었다. 의학교육현장이 살벌하고, 딱딱하고, 생존경쟁의 치열한 싸움터가 아니라, 교수와 학생 간에 인격적인 관계가 형성되어 교육이 이루어진다면, 이는 참으로 경이로운 일이다. 오늘날 교육에는 진정한 스승이 없다고들 말한다. 지식과 기술만이 전수되고 인격과 정신은 실종되었다고 한다. 이러한 시대 풍토에 의학교육 역시 예외는 아니다. 교수는 학생들의 이름도, 얼굴도 기억하지 못하며, 학생들 역시 교수의 이름을 다 알지 못한다. 교육현장은 상업주의와 비인격화만이 난무하는 삭막한 곳으로 바뀌었다. 그렇다고 해서, 이러한 비인격화되고, 상업주의화, 계약화된 강의실이 정답이라고 말할 수 없는 것이다. 의학교육 현장에 인간적 정서가 살아 있고, 인격과 인격의 만남이 있다면 그것이야말로 진정한 교육의 회복인 것이다.

의학교육의 미래와 전망

:: 의생명과학(醫生命科學) 연구

의대를 졸업한 학생들 중 몇 사람이나 의학자나 의학과 관련된 경제, 법률, 정치, 산업 분야로 진출할까? 최근 조사에 의하면 0.5%가 못 되지 않나 싶다. 즉, 의대를 졸업한 사람의 99.5%가 환자를 진료하는 의사의 길을 택한다. 의과대학 진학을 희망하는 사람들 대부분이 보수가 상대적으로 높고, 장래가 보장이 되는 임상 의사를 선호한다. 그 결과 의과대학의 기초의학 전공자는 갈수록 찾아보기 힘들고, 전문 의학 교육은 의사양성에 머물고 있다. 물론 의사양성이 첫째가 되는 의학교육의 목표이자 양보할 수 없는 부분이라고 하지만, 국가 간의 경쟁과 과학기술 및 사회발전의 측면에서 볼 때 이는 분명히 비효율적인 낭비성 요인이 많다. 의학은 종합과학이자 통합학문적인 성격이 큰 분야이다. 의학과 관련되지 않는 분야가 어디 있는가?

　의학은 우선 인간을 연구대상으로 한다. 인간의 탄생과 성장, 질병과 죽음의 문제를 다룬다. 인간의 사고와 감정을 다루고 감각과 행동을 다룬다. 의학과 공학은 불가분의 관계이며, 의학은 사회과학이다. 의학은 인간의 삶과 죽음의 문제를 다루기에 인문학이다. 공학의 궁극적인 단계는 생명체의 영역이 된다. 예술은 인간 오감의 신비를 초인식적으로 접근한다. 경제학의 연구에 의학과 의료와 질병과 건강문제가 연계되어 있으며, 교육, 법률, 건축, 환경, 어느 영역이든 의학적 지식을 배제할 수 없을 것이다. 그런데 의학을 전문적으로 공부할 특권이 허락된 의과대학은 의사양성 기관으로 만족하고 있다. 이 점에서 오늘날 의학교육은 시대적 변화를 수용하는 데 미흡하다. 이러한 사회적 측면에서 의학전문대학원 제도가 우리나라에 도입되었고, 현재 거의 대부분의 대학들이 의학전문대학원으로 전환되었다. 과연 앞으로 의학전문대학원이 정책을 입안하고 추진한 원래 목적과 목표대로 그 역할을 잘 수행할 수 있을 것인가? 그리고 의학전문대학원으로서 역할과 책임이 있다면 무엇인가? 또 그 역할과 책임을 다할 수 있는 길이란 무엇일까? 지극히 이상론적인 소망을 실어서 의학전문대학원의 역할을 기대해 본다면 무엇보다도 의학연구 분야의 발전이라고 기대한다. 의과대학을 졸업하고, 순수 기초의학자의 길을 가고자 학문의 길을 선택하는 비율이 전체 졸업생의 0.5%가 되지 않는다는 얘기는 거의 모든 의과대학 졸업자가 환자를 진료하거나 임상진료와 관련한 일을 한다는 의미이다. 그래서, 의과대학의 기초의학 교수요원의 확보가 어려워지자 대학마다 기초의학자 양성을 위한 프로그램을 운영하거나, 장학제도를 시행하기도 하지만 여전히 기초의학 희망자를 찾기가 어려운 실정이다. 여기에는 몇 가지 원인이 있겠으나, 가장 중요한 이유는 기초의학자와 임상의사 간의 경제적 보상에서 차이가 나기 때문이다. 이러한 현상은 결과적으로 의학연구의 경쟁력을 약화시키고, 의과학 발전을 위축시키는 결과를 초래할 수 있다. 일본은 지금까지 물리학 7명, 화학 5명, 의학 1명 등 13명의 과학 분야 노벨상을 배출했다. 13명의 과학 분야 노벨상 수상자 중에 노벨의학상이 한 명 포함되었다. 우리도 이러한 과학의 저력을 키우는 것이 필요하다. 특히 의학 분야의 연구력을 키워서 노벨의학상이 나와야 한다.

의과대학 졸업자만이 의과학을 연구할 수 있는 것은 아니다. 자연과학을 전공하거나 약학이나 수의학, 공학을 전공한 과학자들 가운데 뛰어난 의학적 업적을 이룬 사람들이 많이 있기 때문이다. 또 현재 의과대학에서 핵심적인 연구를 주도하고 있는 연구자들 중에 자연과학 전공자들이 많이 활동하고 있다. 오히려, 연구 경쟁력에서 의과대학 출신보다 그렇지 않은 연구자들이 앞서고 있다고 해도 틀린 말은 아니다. 의과대학 출신자와 비의과대학 출신자들의 연구력을 비교하는 의미가 아니라는 말이다. 문제의 핵심은 의과대학에 입학하는 학생들의 진로선택이다. 의과대학에는 현재 가장 우수한 사람들만 입학이 허용된다. 오직 이들에게만 의과대학 혹은 의학전문대학원 과정 동안 의학을 공부하고 습득하는 의학교육을 수혜받는다. 이는 국가로부터 법적인 보장하에 이루어진다. 의과대학 외의 다른 전공학과에서는 부분적이거나 제한적인 영역에서 의학에 접할 수 있다. 이렇게 법적인 보장 아래 의학교육을 받은 의과대학 졸업생들의 진로가 99.5% 이상 임상진료 의사의 길을 가는 것이다. 즉, 하얀 가운을 입고, 청진기를 목에 건 의사가 된다.

이는 의과학이 지닌 경제적, 사회적 효용과 부가가치를 고려할 때 국가적·사회적 손실에 해당한다. 우수한 인재를 뽑아서 의학교육을 받도록 법적인 모든 보장과 환경을 만들어 주었는데, 모두가 가운을 입는 일차 진료의사만 되겠다고만 하고, 의학연구자의 길을 외면한다면 이는 국가적인 손실인 것이다. 의과대학 졸업자는 당연히 일차 진료의사가 되어야 하지만, 의학연구자도 나와야 한다. 특히 오늘날과 같은 첨단 생명과학의 경쟁이 치열한 시대에 우수한 의학자의 역할과 책임은 막중한 것이다. 의학의 첨단 연구 분야에서 세계적인 연구를 주도하여 산업적인 성과를 창출하는 의학자들의 배출이 필요하다. 아직 연구자의 땀과 희생을 기다리고 있는 난치병과 불치병들이 많이 있다. 인류를 질병으로부터 해방하기 위한 의학연구는 인류의 가장 큰 소망을 담고 있다. 어떤 연구자에게 날마다 손꼽아 연구가 꽃을 피울 날만을 기다리는 수많은 눈과 귀가 쏠릴 수 있겠는가? 오직 의학 연구자이다. 의학연구는 단순히 질병을 연구하는 연구만은 아니다. 의학연구는 순수 의학적인 연구 외에도 실로 무궁무진한 영역을 넘나든다. 의학자가 관련되지 않는 과학 분야가 없다고 해도 지나친 말이 아닐 것이다. 의학연구는 공학 분야와 직결된다. 의공학이 현대의학의 발전을 견인해 왔다. 의학연구는 화학, 물리, 생물, 재료, 전기전자, 항공, 의류, 식품 및 영양, 건축, 환경 등 헤아릴 수 없이 많은 과학 분야와 연계하고 있다. 의학연구는 디자인과 음악과 미술 분야와도 연결된다. 의학연구는 정책과 행정, 복지와 연결된다. 이러한 연구들은 그대로 정치, 경제, 산업, 교육, 문화 등과 직결된다. 이처럼, 의학연구의 사회경제적 부가가치와 중요성은 실로 형용하기 어려울 정도로 지대하다. 이러한 연구를 누가 하는가? 의학연구자의 몫이다.

의학전문대학원에는 다행히 다양한 전공을 경험한 학부 졸업생들이 입학을 한다. 학부과정에서 자기 적성을 돌아보았고, 전공에 대한 비전과 전망을 가져 보았기 때문에 의학을 공부하는 분명한 소명과 목적의식이 있을 것이다. 이들 중에는 학부의 전공과 의학전문대학원에서 배우는 의학과의 연계를 모색할 사람도 있겠고, 처음부터 분명한 목적 가운데 의학을 관심 분야에서 실현하고자 하는 비전 가운데 출발하는 사람도 있을 것이다. 이를테면, 법학 전공자는 의학과 법학을 접목하고자 하는 생각을 할 수 있고, 공학전공자는 의공학 연구에 관심을 가질 수 있다. 이러다 보면, 의학전문대학원을 졸업한 후 보다 다양한 분야의 진로 선택이 가능할 것으로 기대해 볼 수 있다. 이는 넓은 의미에서 의학의 활용도를 높이는 것이 된다. 의학이 환자를 진료하는 의사의 청진기에만 묶여 있지 않고, 의학이 다양한 전공영역으로 확산되고, 응용되고, 접목되는 것이다. 또 이들 중에 의학연구자가 되기를 희망하는 사람들이 많이 나오게 되면 의학연구의 발전을 기대할 수 있는 것이다.

:: 통합의학(Integrated Medicine)

통합의학(Integrated Medicine)이란 정의 자체가 복합적이고, 포괄적인 개념인데, 복합적인 질병을 가지고 있는 환자를 한 가지 질병만이 아니라 모든 질병을 통틀어 관리하는 의미에서 통합의료라는 말을 사용할 수가 있다. 복합적인 문제를 가지고 병원을 방문한 환자가 여러 분야의 전공교수들을 만나야 하고, 또 동시에 관리해야 하는 경우에 이를 환자 중심으로 관리하고 진료계획과 치료를 조정할 수 있는 통합의료체계가 필요하다. 통합의학, 통합의료의 개념을 습득케 함으로써 환자를 진료하는 의사는 일차적으로 환자가 안고 있는 문제를 통합적으로 접근할 수 있도록 교육하는 개념이다. 의과대학과 의학전문대학원의 교육목적은 일차 의료를 수행하는 의사를 교육하는 것이다. 그런데 현대의학의 큰 흐름은 전문화와 세분화에 있다. 내과 의사인데, 호흡기를 전공하느냐, 소화기를 전공하느냐에 따라 전혀 다른 분야이다. 한 번은 교수식당에서 호흡기 내과 교수에게 소화기 질환에 대해서 물어보았더니 자기는 소화기 질환 쪽은 모른다고 하면서 답변을 회피하였다. 산부인과를 전공하는 입장에서 생각하면 내과의사가 그 정도는 알고 있을 터인데 모른다고 하니 어이가 없는 것이다.

 통합의학 및 통합적 의료개념 부재가 심각할 정도로 문제가 되고 있음을 나는 병원현장에서 자주 경험한다. 환자가 응급실을 찾아올 때는 의사의 도움이 필요해서 온 것인데, 병원에 도착하는 순간 환자의 증상과 질병은 분과적인 개념으로 세분화된다. 여기에서부터 환자의 고충이 시작되는데, 내과에서는 신경외과로 떠넘기고, 신경외과는 내과로 떠넘기는 바람에 응급실에서 며칠씩 담당과가 결정되지 못해 기다리다 지치는 사례들이 있는 것이다. 이러한 지적을 분과적 전문의 제도를 폄하하거나 무시하는 말로 오해해서는 안 된다. 대학병원은 최고의 각 분야 전문의와 교수들이 있어야 한다. 그런데 환자를 진료하고 치료하는 과정은 철저히 통합적 개념이 적용되어야 한다는 얘기다. 신야 히로미[33]는 현대의학의 장기별 의료가 나무만 보고 숲은 보지 않는 의료라고 지적하였다. 현대의료는 철저한 장기별 의료시스템에 의존하고 있기 때문에 의사들이 환자의 몸에서 흘러나오는 소리를 들으려고 하지 않는다는 것이다. 이러한 장기별 의료의 현 상황은 너무나 안타깝고 슬프기 짝이 없는 현실이며, 이런 시스템에서는 제대로 된 의사가 배출될 수 없다고 한다. 과연 응급실에서 의사가 느낀 의료의 모순을 환자는 어떻게 느끼고 있을까?

통합의학이란 단순히 복합적 문제를 가지고 찾아온 환자에 대해서 관리하는 시스템에 국한된 개념만은 아니다. 환자를 한 인간으로서(holistic) 바라보고 접근하는 전인의학이 통합의학이다. 동시에 방법론적인 측면에서도 통합적인 접근방식을 시도하는 것이 통합의학이다. 서양의학과 동양의학, 생물학적 방법과 심리·정서적 영역, 치료와 예방, 수술과 재활 등 그 정의는 무한하다. 현대의학의 모체가 되는 미국과학의 철학적 배경은 환원론과 생물학적 인간론이다. 그러나 인간의 건강과 질병의 문제는 보다 신비한 영역임을 인정해야 한다. 정신적 영역을 넘어서 영적인 영역까지 확대된다. 성경은 분명히 죄가 질병을 가져온다고 말씀하고 있기 때문이다. 죄가 있는 곳에 질병과 고통이 있다. 그런데 현대의학은 죄 문제와 영적인 문제는 배제하고 질병의 현상에만 집착한다. 병원을 찾아오는 환자들 중에 상당수가 육체의 질병 이전에 삶의 영역에서,

---

33) 1935년 일본 후쿠오카 현에서 태어나 준텐도 대학 의학부를 졸업한 후 미국에서 위장내시경 전문의로서 알버트 아인슈타인 의과대학 외과교수이다. 미라클 엔자임이 수명을 결정한다는 효소 이론을 제시하였다.

영적인 영역에서 병들어 있음을 본다. 이를 치료하지 않고 수면 위로 보이는 질병의 현상만을 없앤다고 근본 치유라고 할 수 없다. 의사와 의사가 되고자 공부하는 의대생들이 인간에 대한 근원적인 이해의 폭을 넓혀 가는 것이 중요한 이유가 여기에 있다. 소위 말하는 현대과학적 정보만이 진리의 전부는 아닌 것이다.

통합의학, 통합의료란 환자가 안고 있는 의학적 문제에 대해서 총체적, 포괄적으로 접근하는 개념이다. 분과적인 세분화가 아니라, 환자의 문제를 통합적으로 이해하는 것인데, 의과대학에서 이러한 훈련이 필요하다는 것이다. 통합의학 및 통합의료적인 개념은 의학 교육 패러다임 변화의 핵심적이고 가장 기본적인 개념이다. 예를 들어, 의사의 주도적인 역할에 의한 환자치료에서 의사, 간호사 등 의료팀이 함께 환자를 관리하고 치료하는 개념 역시 통합의료의 범주에서 이해할 수 있다. 따라서 팀을 구성하여 환자를 관리하는 의료팀 단위의 상호협력과 존중, 타 분야 종사자에 대한 배려와 협동과 같은 함께 일하고 상대방을 존중하고 돕는 자세가 필요하다. 이렇게 통합의학과 통합의료는 의학의 전 영역에 걸쳐 매우 광범위하고 다양한 개념을 지니고 있다.[34]

:: 전인의학(全人醫學; Holistic Medicine)

의사가 인간을 한낱 생물체로만 이해한다든가, 질병을 병원성이 유발하는 생물학적 기전으로만 이해한다면 분명히 문제가 있다. 환

---

34) 아쓰미 가즈히코 저. 김재백, 김현수 역. 왜 지금 통합의료인가. 홍익재. 2005.

자를 전인간적으로 이해하고, 질병 발생과 건강의 문제를 삶과 생활의 영역에서 총체적으로 이해하고자 할 때 의사는 환자를 단순히 질병을 가진 생물체로만 볼 수 없다. 질병과 건강, 삶과 죽음의 문제, 고통과 치유를 총체적으로 이해한다면 의료행위는 과학기술의 범주에만 머물지 않을 것이다. 의과대학의 교육과정에서 인간에 대한 폭넓은 이해의 과정이 없이 '의사는 약물과 수술로 병을 치료하는 전문가'라는 단편적 사고에 익숙한 의사는 환자를 전인적으로 접근할 수 없는 것이다.

건강과 질병에 대한 전인적인 이해란 생물학적 측면의 인간 이해와 함께 인간은 영·혼·육을 지닌 존재임을 인정하는 것이다. 질병과 건강의 문제가 병원성에 국한된 문제가 아니라 삶의 전 영역에 걸쳐서 영향을 주고받는 삶의 문제라는 인식을 하는 것이다. 의과대학에서 배우는 질병과 건강의 개념은 생물학적이다. 그래서 의사는 생물학적 병인론을 제거하는 것이 치유라고 생각한다. 그러나 생물학적 병인론을 제거하는 것은 치유의 일부일 뿐이다. 치유란 육체와 정신과 영혼의 영역에서 이루어져야 한다. 그렇다고 할 때, 의과대학에서 공부하고 가르치는 질병과 건강의 개념은 매우 제한적이고, 협소하다. 의학에 종사하는 사람들이 질병과 건강에 대한 이해에 있어서 전인적인(Holistic) 접근을 하지 못하고 경직되고 폐쇄적인 기계론적 사고에 머무르고 있는데, 그 이유는 의과대학에서 학창시절 내내 배우는 것이 생물학적 질병 이해이기 때문이다. 현대의학은 그 중심축이 과학적, 분석적, 미시적 접근법이다. 의과대학에서는 인문학을 가르치지 않거나 외면하고 있다. 학생들에게 역할 모델을 하고 있는 교수나 선배들은 한결같이 동일한 교

육을 받은 사람들이다. 사고의 획일화, 사고의 협소화, 사고의 배
타성을 의과대학에서 배운다. 그래서 의과대학에서 정형화시켜 놓
은 기계론적 사고의 틀 속에서 생각하는 인간으로 만들어진다. 의
사의 사회화 과정이란 동일한 사고체계를 지닌 선후배, 교수 간의
인식의 공유, 반복된 세뇌를 통해서 결국에는 비슷한 가치관과 사
고의 틀을 가진 동질의 사람들이 되어 가는 과정인 것이다.

미래의 의학교육에서는 인간을 바라보는 안목과 관점이 달라져야
한다. 전인의학적 관점을 배우고, 인간을 전체로서 이해하는 훈련을
해야 한다. 인간은 영과 혼과 육을 지닌 존재이며, 의학이 인간을
위해 할 수 있는 것은 일부분이라는 인식을 할 수 있어야 한다.

:: 인문사회의학(人文社會醫學)

인문사회의학이란 무엇인가? 질병과 건강의 문제를 인문학적 접
근을 통해 이해하고자 하며, 사회학적 측면에서 해석하는 노력이
다. 질병과 건강의 문제가 생물학적 이론만으로 해결되지 않는다.
인간의 질병과 건강의 문제는 삶과 분리하여 생각할 수 없으며,
가족과 사회로부터 격리하여 생각할 수 없다. 환경과 생활습관, 정
서적이고 심리적인 영역을 배제할 수 없다. 즉, 인간을 총체적, 통
합적으로 접근하고 이해하고자 하는 것이 인문사회의학이다. 인문
사회의학적 측면이 소외당하다 보니까, 의학교육은 생물학적 과학
일변의 교육으로 치우치게 되었다. 이는 의사들의 사고방식을 좌우
하였고, 의사들로 하여금 협소하고 경직된 사고방식의 소유자들이

란 칭호를 받게 하였다.[35] 어떤 신문기자는 의사들과 단 5분간만 함께 얘기를 나누면 얘기할 공통의 소재가 바닥나 버린다고 하였다. 의사들이란 그만큼 생각과 지식의 폭이 좁은 부류라는 것이다. 나는 그 기자의 지적에 공감한다. 의학교육에서 인문사회의학적인 분야에 무관심하다 보니 의사들의 생각은 생물의학의 한계에 갇히게 된 것이다. 인문사회의학이란 인간의 건강과 질병에 대한 전인적이고(holistic), 통합적이며(integrated), 다학제적인 접근을 통해서 질병의 원인과 예방, 치료와 관리를 지향하는 것을 말한다. 전인적이라 함은 인간의 생물학적 측면과 함께, 정신적, 영적, 사회적 측면을 고려하는 것을 말한다. 현대의학은 인간의 질병을 미시화, 세분화, 분과화하여 해석하는 방법을 따르고 있다. 반면에 한의학에서는 인체를 소우주라 하여 인간의 몸을 전체적으로 파악하고자 한다. 분석적인 방법이 과학의 발전에 기여했으나, 인간의 질병을 전인적으로 접근하는 노력도 반드시 필요하다. 또한 통합적이라 함은 분석적이고, 분과적인 개념에 대응하는 용어로서 다양한 인자들의 상호작용을 전체적으로 파악하는 방식을 말한다. 나는 많은 부분에 있어서 현대의학의 제반 문제점이 의학교육으로 말미암았다고 생각한다. 그리고 의학교육의 문제 중에 핵심적인 것이 인문·사회의학에 대한 무관심이라고 본다.[36] 의학은 근본이 인간을 다루는 학문이다. 인간의 건강과 질병을 우선적으로 다룬다. 인간이라는 점에서 의학은 인문학(人文學)의 이웃이다. 동시에 의학은 인간집단을 다룬다. 질병과 건강의 문제가 개인적인 문제이기도 하지

---

35) 경종민 저. 이공계가 살아야 나라가 산다. 야스미디어. 2004. p.19.

36) 김영식. 역사와 사회속의 과학. 서울대학교출판부. 1997. p.143, p.185.

만, 인간집단의 문제이기 때문이다. 의학을 자연과학이라고 말하기 이전에 사회과학이라고 칭(稱)하는 이유가 바로 이 때문이다. 의학에서 인문사회의학적인 요소를 배제할 수 없는 것이다. 그런데 현실은 어떠한가? 의학은 철저하게 과학만능주의를 신봉하고 있는 듯하다. 질병의 원인과 진단, 치료의 과정이 괄목할 만한 현대과학의 혁혁한 공로에 의존하고 있다고는 하지만, 의학의 영역에서 인문사회학적 접근은 소외당하고 있다. 물론 사회이론[37]을 주장하는 목소리가 20세기 이후 보건의료 전반에 걸쳐 두드러진 것은 사실이다. 그러나 놀랍게도 사회이론을 부정하고 반박하는 엄청난 세력이 의학계에 일어났으며, James Le Fanu[38] 같은 사람은 사회이론이 전혀 효과가 없었고, 금연운동을 빼고는 국가의 보건에 거의 아무런 기여도 하지 않았다고 주장하기도 하였다. 나는 James Le Fanu가 바로 오늘날의 의학계와 의료인들의 생각이라고 믿는다. 그는 질병 발생에 있어 환경요인, 즉 음식물, 식습관, 물이나 환경과 같은 요인, 운동이나 공기 등이 중요하게 작용한다는 사회이론을 통렬하게 부정한다. 질병 발생의 결정적인 요인이 생물학적 원인에 있다는 믿음 위에 흔들리지 않는다. 질병의 원인을 생물학적으로 규명하고 이것을 질병의 치료에 활용하는 것은 현대의학의 강점이라고 할 수 있다. 그런데 문제는 James Le Fanu와 같이 사회이론 자체를 부정하는 태도이다. 이는 생물학적 이론에 대한 맹신인 것이다. 질병 발생의 복합적인 요인을 이해하지 못하는 단편

---

37) 사회이론이란 질병의 발생에 사람의 사회적 습관과 환경이 영향을 미친다고 하는 이론으로서 1980대 이후 보건학자들에 의해 주창되어 온 개념이다.

38) 의학 저널리스트이자 의사이면서, 의학적인 주제에 대한 많은 책을 썼다. 그의 책 『현대의학의 역사』에서 그는 사회이론을 논리적이고 통렬하게 비판하고 있다.

적인 생각이다. 사회이론에 대한 강한 거부감에서 볼 수 있듯이 오늘날 의학교육의 현장에서, 그리고 의료현장에서 인문사회의학의 위치는 소외되고 무시되고 있는 실정이다. 이러한 현상은 의료 전반에 걸쳐 영향을 미치게 되는데, 생물학적 기계론적 질병 발생 이론은 환자를 전인적(holistic)으로 접근하지 못하고 생물체로서, 더 나아가 질병의 원인이 되는 박테리아와 세포 간의 문제로 미시화하여 이해하도록 하는 안목을 심어 준다. 동시에 생물학적 기전으로 설명이 되지 않는 영역에 대해서는 의학적으로 입증이 되지 않았다고 하는 제도권 의학의 판결을 내림으로써 환자에게 적용되어서는 안 되는 금기로 만들어 버린다. 병원에서 암 치료를 받는 환자들이 항암식이요법을 병행하는데, 의사들은 항암식이요법이 의학적으로 입증이 되지 않았고, 또한 과학적인 연구가 되어 있지 않았다는 이유로 배척한다. 오직 의학 교과서에 실려 있는 사실만을 의학적으로 입증된 진리로 인정한다. 생물학적 이론의 모순과 한계는 의료현장의 전반적인 구도와 시스템을 결정하게 되는데, 이것이 바로 현대의학이 안고 있는 한계로 자리 잡고 있다.

현대의학은 생명과학 기술의 발달로 인하여 많은 생명윤리에 관한 논쟁을 낳았다. 인간복제에 관한 생명윤리의 문제, 난자채취와 대리모, 냉동배아에 관한 문제, 유전학적 문제를 동반한 태아에 대한 낙태문제 등 의학은 과학의 변연에서 심각한 인문사회학적 논쟁의 주제가 되는 것이다. 또한 삶과 죽음의 문제에 대한 의학적 판단과 윤리적 문제는 의학을 단순히 생물학의 영역에서 안주하도록 허용하지 않고 있다. 의학에 종사하는 자는 이제 윤리적인 문제, 사회적인 문제와 동시에 씨름해야 한다.[39] 동시에 건강과 질병에 대한 의철학적인 고민을 끊임없이 이어 가야 한다. 의료행위에 대한 성찰이 중단되어서도 안 된다. 더 나아가, 건강과 질병의 문제를 개인의 차원을 넘어서 사회와 집단의 문제, 국가적인 문제로 확대시킬 때, 의료정책과 관리는 사회의학적인 문제가 되는 것이다. 전 세계가 글로벌화되면서 이제 질병의 발생과 전염병의 문제는 한 지역에 국한된 문제가 아니라, 전 세계를 위협하는 문제로 발전하였다. SARS나 AI와 같은 전염병의 발생은 글로벌화한 접근이 필요한 질병들이다. 이제 이러한 사례들은 갈수록 증가할 것이다. 따라서 이제는 인문사회의학에 보다 많은 관심을 가질 때이다. 인간의 건강과 질병 발생에 있어서, 그 관리와 예방에 있어서 인문학적, 사회의학적인 측면까지 볼 수 있어야 한다. 의사들은 이제 사회를 보고, 정책과 정치와 교육과 환경을 돌아볼 줄 알아야 한다. 식생활과 영양과 운동과 심리적 요인을 고려할 수 있어야 한다. 환자를 전인적으로 바라보고, 무엇이 환자에게 가장 필요한가를 폭넓게 이해할 수 있어야 한다. 고령의 말기 암 환자에게 사망하기 거의 직전까지 항암치료를 고집하는 의사는 이러한 안목이 결여된 의사이다. 모든 환자에게 오직 입원과 약물 투여, 수술과 같은 의학적인 방법만이 유일한 길이라고 우기는 의사도 마찬가지이다. 인문사회의학은 다가오는 시대에 의학이 지향해야 할 패러다임이다. 의학전문대학원에서 인문사회의학 영역을 확대하고, 심도 있게 다루어야 할 것이다. 그래서 급변하는 세계 속에 우리의 의학이 경쟁력을 갖고 리더십을 발휘할 수 있기를 기대한다.

---

39) 마이니치신문과학환경부. 김범성 옮김. 이공계 살리기. 사이언스북스. 2004. p.144－145.

:: 의학교육의 회복을 위하여

　다가오는 세대를 위한 의학교육의 미래는 무엇이며, 또 전망은 어떠한가? 나는 그것을 "회복"이라는 말로 답해야 한다고 본다. 미래의 의학교육은 우리의 다음 세대를 위해서, 진정한 건강의 의미에 있어서, 의학과 과학기술이 인류를 위해서 할 수 있는 진정한 역할에 있어서, 본래의 자리를 회복하여야 한다. 현대의학은 유럽의 산업혁명과 과학기술의 발달과 함께 서서히 그 씨앗이 뿌려져서 두 차례의 세계대전을 치루면서 발전해 왔다. 현대의학이 꽃을 피우던 시대는 이제 서서히 새로운 도전에 직면하고 있다. 현대의학은 그 한계와 딜레마를 드러내기 시작하고 있다. 우리의 의학교육은 바로 이러한 시점에 서 있는 것이다. 우리는 현대의학이 직면한 패러다임의 변화와 함께 미래를 위한 준비를 해야 한다. 그것은 의학교육이 회복되는 것이다. 왜곡된 부분들, 잊혀 가던 부분들, 소외되고 외면하였던 부분 등, 미처 우리가 돌아볼 마음의 여유조차 없었던 부분들이 이제는 서서히 회복되어야 한다. 이를 위해서는 잠시 멈추어서서 우리 자신을 돌아보고, 성찰하는 시간을 가져야 한다. 현대의학이 목표로 하여 질주하던 그 목표가 진정한 인류의 목표인가? 현대의학이 추구하던 이상(理想)은 우리가 진정으로 바라고 추구하는 것인가? 어쩌면 우리는 오늘날 현대의학으로부터 더 이상 아무것도 해 줄 수 없다고 선고받은 환자들로부터 인류가 바라고 원하는 진정한 의학이 무엇인지를 들을 수 있지는 않는가! 의학교육의 회복이 의미하는 바가 무엇인지 진지하게 논의하고, 결론을 찾아가야 하는 것이 우리 앞에 놓인 의학교육의 미래이며, 전망일지도 모른다.

중세 문예부흥이 시작되면서, 인간성의 회복 운동이 일어났다. 그러나 인간성 회복과 함께 인간의 지성과 이성의 힘도 세력을 얻어 가기 시작하였다. 과학과 이성이 지배하던 시대를 지나, 이제 성찰과 회복의 시기를 향해 나아가고 있다. 인간이성도 절대적이지 못하다. 과학기술이 불변의 진리는 아니다. 인간은 이성(理性)의 불완전성과 한계를 인정하는 겸허를 배워야 한다. 인간이성이 꽃피운 과학적 사실과 과학기술이 우상화될 수 없다. 인간은 피조물의 지배를 받는 존재가 아니다. 발달한 과학기계 문명이 인간을 노예로 삼는 우(愚)를 허용해서는 안 된다.

의학교육 현장에서, 학생들로 하여금 의사의 진정한 역할이 무엇인지를 마음으로 공감하도록 함으로써 가슴에 흥분을 가지게 할 수는 없을까? 의술이 인술(仁術)로 승화되는 고귀한 정신의 탄생이 의학교육 현장에서 일어날 수는 없는 것일까? 허준과 슈바이처와 베쑨과 장기려와 같은 의학사의 위인들이 다시 우리의 가슴에 감동으로 다가오는 시간들은 오지 않는 것일까? 의학이 환자의 체온과 신음과 호소의 말소리에서 시작하여, 환자와 의사의 신뢰와 사랑으로 이어지고, 삶과 죽음의 진정한 의미를 생각하면서 열매를 맺는 그런 날은 올 수 없는 것일까? 의학교육 현장인 강단에 서서 학생들과 함께 배움을 이야기하면서 보람과 긍지로 가슴이 벅찬 순간들을 기대하는 것은 나만의 희망인 것인가!

제3편

현대의학이 직면한 패러다임의 변화

- 현대의학이 직면한 한계와 딜레마
- 해결책은 무엇인가?

현대의학이 직면한 한계와 딜레마

:: 분과학(分科學)의 틀 속에 갇힌 현대의학

현대의학은 놀라운 발전을 통해 인류의 건강증진과 수명연장에 결정적인 역할을 한 것은 사실이다. 그러나 현대의학이 안고 있는 이면의 어두운 그림자 역시 간과해서는 안 되는 부분들이다. 현대의학은 그 찬란한 맹위에도 불구하고 분명히 모순을 드러내고 있다.

의학이 발달하면서 의학은 현대과학이 지향하는 환원론적인 입장에서 질병을 연구하고 의료행위가 이루어졌다. 처음에는 외과의사가 뇌수술에서부터 몸 전체를 어디든 수술하다가, 점차 뇌수술은 신경외과라고 이름 지어 분가하고, 가슴수술은 흉부외과라고 해서 분가하고, 외과는 복부를 중심으로 하는 일부분의 외과적 수술을 맡게 되었다. 마취과의 영역도 원래는 외과의사의 몫이었다. 이제는 같은 외과에서도 간담도, 위장관, 항문, 유방 등 각 장기별로 전공 분야가 나뉘었고, 깊이 공부하면 할수록 의사가 다루는 질병과 치료방법이 세분화, 전문화, 분업화된다. 현대의학이 발전해 온 형태는 이렇듯 분과학적이다. 인체는 장기별로 분류되어 다루어졌으며, 장기는 조직과 세포단위로 나뉘었다. 세포는 다시 분자유전학적인 영역으로 미세화되면서 질병의 원인과 기전을 찾아 나섰다. 분과학적이고, 미세화된 현대과학의 영향으로 현대의학과, 이를 응용한 의료기술의 영역에서도 사고의 분과화와 미세화가 동반되었다. 세포 사멸의 신호전달을 연구하는 의과학자는 동일한 세포를 연구하면서도 그의 연구 분야와 다른 영역, 즉 분화나 증식에 대해서는 관심을 갖지 않는다. 의학의 각 분과적 영역들은 각자의 고유한 영역들을 구축하고는 타 영역과의 교류에 소극적이다. 이렇게 현대의학의 발전양식은 분과학적이었다. 분과학적인 현대의학은 필연코 분과학적으로 사고하는 의사를 배출하게 된다. 불임전문의사는 오직 불임환자에 대한 성공적인 난자채취와 체외수정, 그리고 임신 성공률에 대하여 고민하고 생각한다. 30 – 40년 전만 해도 의사가 지역사회에서 영향력 있는 지역 유지로서 역할을 수행하였다. 지역의 크고 작은 행사에 기관장들과 자리를 함께하면서 현안들을 논의하고 의사는 의료외적인 분야에 있어서도 영향력을 행사하는 위치였다. 그런데 의학이 분과학적으로 세분화되고, 전문화되고, 첨단 기술력으로 자리 잡으면서, 의사는 전문 분야 외에는 생각하지 않는 사고의 협소화 현상이 지배하게 되었다.

이러한 분과화와 세분화는 그대로 의료현장에서 그 모순과 불편이 환자에게로 돌아가는 결과를 초래한다. 대학병원을 찾는 환자는 첨예하게 세분화, 전문화 되어 있는 대학병원의 시스템을 이해하고 각자의 질병에 해당하는 전문의를 찾아 진료를 받아야만 한다. 마치 백화점에 가서 자기가 필요한 코너를 찾아서 물건을 구매하듯 각각의 질병을 전공하는 교수들을 찾아가야 한다. 문제는 환자에게 한 가지 질병만이 있는 것이 아니고, 나이가 들어가면서 몸 이곳 저곳이 아프고, 또 한쪽이 아프면 덩달아서 다른 곳도 문제가 생기는 것이 우리 몸이다. 며칠 전 나를 보고 병원을 찾아온 할머니도 사실은 신경외과에서 오랫동안 치료를 받아 온 환자였다. 뇌 MRI를 촬영해야 하는 환자인데, 위 수술까지 받은 병력 때문에 소화기내과를 찾아야 하고, 당뇨에 당뇨성 족부궤양까지 있었다. 시골에서 어렵게 병원을 찾아온 할머니 환자가 각 질환에 맞는 교수들을 찾아다닌다는 것은 쉬운 일이 결코 아니었다. 나를 찾아온 분이라서 신경외과와 당뇨성 족부궤양 전문 교수, 소화기내과 교수 등을 연결하여 진료 스케줄을 당일로 잡아드렸는데 만약 환자나 보호자가 직접 나섰다면 어떠하였을까? 대학병원이 전문성과 분과성의 장점을 가지고 있는 반면, 통합적인 환자 진료에 아직은 요원하다고 지적받을 만한 사례이다. 자기 전공 분야에만 매어서 환자를 통합적으로 바라보지 못하는 대표적인 공간이 대학병원의 응급실이다. 응급실에서 있었던 사례 하나를 소개한다.

고등학교 동창으로부터 전화를 받았다. 육군 대령으로 대전에서 살고 있는 그가 전화로 부탁한 내용은 지금 응급실에 있는 친형을 살펴 달라는 것이다. 그의 말인즉 형은 수년 전부터 간암 진단을 받고 투병 중인데, 집에서 갑자기 쓰러져서 3일 전 내가 근무 중인 대학병원 응급실로 실려 갔다는 것이다. 나는 전화를 끊자마자 응급실로 연락하여 환자 상태를 파악하였다. 환자는 역시 간암에다 복수, 그리고 뇌경색과 뇌정맥류를 동반하고 있었다. 집에서 쓰러

지긴 했지만 원인이 어디인지는 모르고, 그동안 본원내과로 통원치료를 받고 있었는데, 뇌정맥류가 발견된 것이다.

신경외과 교수와 상의한 결과 수술이 필요한데, 지혈 등의 문제로 약간의 내과적 치료가 우선 필요하다는 것이다. 환자 보호자역시 당장 수술보다는 우선 악화된 환자의 전신적인 상태를 돌봐주기를 원하고 있었다. 나는 다시 그동안 환자를 진료하였던 내과교수에게 전화를 했더니, 내과 교수의 말인즉 환자의 검사결과가평소와 다를 바 없으니 내과에 입원할 환자가 아니고 수술을 하게될 신경외과에 입원시키는 것이 좋겠다고 하였다. 그래서 또다시신경외과 교수, 환자 보호자와 얘기를 해 보니 환자 보호자는 당장 수술을 원하지 않았고, 신경외과 교수는 수술 여부에 관계없이우선 내과적인 처치가 필요하다고 하고, 수술하기로 결정해도 당분간 내과적 관리를 위해 내과에 입원했으면 한다고 똑같은 얘기만하였다. 우선 신경외과에라도 입원시켜서 내과적인 처치를 하자고하니 당장 수술을 하지 않는 환자이므로 내과에 입원시켜야 한다고 하였다. 내과와 신경외과에서 서로 떠미는 통에 이제는 신경과에라도 입원을 하는 것이 좋겠다고 하였다. 그런데 신경과 교수가환자를 진료해 보더니 신경과에 입원을 시키더라도 신경과에서 해줄 것은 없고 결국 내과에서 관리를 해야 하므로 내과로 입원하라는 것이다.

이렇게 신경외과, 내과, 신경과에서 서로 차일피일 미루다 보니환자는 응급실 좁은 침대에 이불을 덮고 누워 있고 보호자는 그곁에 서서 5일째 기다리고 있었다. 환자는 음식을 먹지 못하고, 관장을 시키다 보니 항문에서 출혈이 생기고, 전신적인 상태는 더욱 나빠졌다.

응급실에 온 지 닷새째가 되어도 아직 입원할 과가 정해지지 않자 나는 다시 평소에 환자를 외래에서 진료해 온 내과 교수에게 연락을 취해 보니, 마침 그 교수가 부재중이었다. 급한 김에 같은 과 다른 교수에게 상황을 설명하고 빠른 조치를 부탁하자, 그 교수 역시 다른 교수의 환자를 임의로 입원시킬 수 없다고 하였다. 그래서 진료부장에게 전화를 해서 환자에 대한 사정을 자초지종 설명하고 조속한 조치를 협조하였다. 그러나 여전히 상황이 변하지는 않았다. 결국 환자 보호자는 상태가 안 좋은 환자를 데리고 개인병원으로 가야 할 상황이 되고 막 퇴원수속을 하려던 참에야 담당 내과 교수와 전화연결이 되었다. 나는 다시 한 번 환자를 내과에 입원시켜 달라고 간곡히 부탁했더니 내과에서 해 줄 것은 없지만 입원시켜 주겠다고 하여 겨우 입원 승낙을 받아 냈다.

환자가 응급실에 온 지 닷새째 되는 저녁시간에 친구가 대전에서 내려왔다. 대전에서 친구가 내려온 시간은 저녁 여섯 시쯤이었는데, 환자는 여태 응급실에 누워 있고 아직 내과병동으로 가지 못한 채 대기 중이었다. 진료부장에게서 전화가 왔다. 자기가 알아보니 그 환자가 수술을 해야 하는데 보호자가 수술을 원하지 않아서 그렇게 된 상황인 것 같다고 상황 설명만 해 주었다. 나는 친구에게 그동안 환자를 응급실에만 방치해 둔 타당한 이유를 설명할 수가 없었다. 아니 나 스스로가 이런 상황을 이해할 수가 없었다. 이것이 우리 병원의 의료 시스템이고, 응급의학의 현주소라면 우리 병원은 경쟁력이 없다. 문제는 무엇인가?

첫째, 외래진료를 받아 온 환자가 무슨 이유에서든지 응급실로 왔다면, 일차적으로 담당의사는 환자를 관리해 줄 책임이 있다. 내과 외래진료를 받아 온 환자가 응급실에 왔다면 담당의사는 그 환자를 우선적으로 진료하고 입원이 필요하면 입원조치를 했어야 한다. 뇌경색과 뇌정맥류를 동반하였다고 해서 단순히 신경과나 신경외과 영역이니 나는 모른다는 식은 무책임한 일이다. 간 질환을 가진 환자는 수술을 하더라도 내과적인 관리를 병행해야 하는 것은 상식이 아닌가.

둘째, 환자는 복합적인 문제를 동반할 수 있기 때문에 환자를 전체적으로 살펴서 관리와 치료를 해 줄 필요가 있다. 내과의사가 내과적인 문제를 담당할지라도 다른 문제를 동반한 환자에 대해서 통합적으로 관리해 주어야 한다. 내과의사 따로, 신경외과에서는 제각각이다 보니 환자는 그 사이에서 이리 채이고 저리 채이면서 방치되는 결과를 가져온 것이다. 내과에서는 신경외과에 입원하라 하고, 신경외과 교수는 내과에 입원하라고 하면 환자는 어쩌라는 것인가! 최소한 환자의 얘기를 들어보고 기본적인 고통과 고충은 해결해 주어야 하지 않는가!

셋째, 응급의학이 통합의학적인 역할을 해 주어야 하는데 그 역할을 못 해 주고 있다. 응급의학은 통합의학적인 개념의 임상의학이다. 응급실로 복합적인 문제를 안고 찾아온 환자에 대해서 응급의학 의사는 분과소재를 지휘해 줄 수 있어야 한다. 지금처럼 어느 과에서도 받지 않으려고 하는 환자를 응급실에 닷새 동안이나 방치해 둔 책임은 일차적으로 응급의학 의사의 책임이다. 현 시스템이 못 따르고 있다면 시스템을 보완해서라도 그 역할을 해 주어야 한다. 응급의학 의사는 필요하다면 각 과 전문 의사나 교수들을 불러서 환자 임상(臨床; bedside) 토론을 주도할 책임이 있다. 나는 근본적으로 현대의학의 분과제도를 보완해 줄 대안으로서 의 학교육에서 의사들이 통합적이고 전인적인 안목에서 환자를 돌보는 훈련을 받아야 한다고 생각한다. 동시에 현재의 분과적인 의료 시스템을 통합적으로 관리하는 시스템을 정착시켜야 한다.[40) 결론적으로 분과학(分科學)의 틀 속에 갇혀 있는 현대의학은 그 엄청난 발전과 업적에도 불구하고, 오늘날 환자들의 고통과 요구에 진정한 희망이 되어 주지 못하고 있다. 현대의학에 대한 사회적 기대를 충족시키지 못하고 있다. 그러면서도, 현대의학은 여전히 배타적이고, 지엽적이다.

:: 상업화된 현대의학

생명공학과 의과학의 발달은 바이오산업과의 연계로 이루어져 왔다. 현대의학은 페니실린의 등장을 비롯한 항생제의 개발로 전염성 질환에 대한 승전보를 울렸고, 사람들에게 신뢰와 기대, 미래에 대한 확신을 심어 주기에 이르렀다. 그렇지만, 그 이면에는 당뇨병과 암, 고혈압, 심장질환과 같은 만성질환에 대한 치료법이 기대한 만큼 확실한 효과를 보여 주지 못하는 한계를 보여 주기 시작하였다. 또한 급성질환에 대한 괄목할 만한 공헌을 통해서 현대의학은 그야말로 사람들에게 종교적인 위치에 이를 만큼 절대적인 신뢰를 얻었다. 아무도 현대의학이 말하는 건강과 치료라는 명분에 도전할

---

40) 신야 히로미 저. 이근아 역. 병 안 걸리고 사는 법. 이아소. 2006.

수 없게 되었다. 현대의학이 독차지한 막강한 위치는 그 이면에 서서히 그림자를 드리우기 시작하였는데, 그들 중의 하나가 의약산업과의 연계인 것이다. 생명공학의 발달은 바이오산업과 공동전선을 이루면서 발전하기 시작하였다. 현대의학은 건강과 질병치료를 명분으로 내세우면서, 여전히 그 지위를 행사하려 하고 있다. 그러나 그 이면을 보면 한쪽으로는 과학적 한계로 말미암아 만성질환에 대한 효과적인 치료법을 제시하지 못하고 있고, 한편에서는 의료산업과의 연계로 말미암은 보이지 않는 이해관계를 안고 있다.[41)]

생명공학은 제약 산업, 의료장비의 개발, 각종 검사시약과 진단 키트의 상업화와 병행하여 발전하여 왔다. 수많은 기업들이 생명공학의 업적들을 상업화함으로써 막대한 이익을 축적하였다. 그리고 생명공학의 황금기가 지속되는 동안 생명공학의 연구는 한편으로는 의학의 발달, 제약 산업의 발달을 가져오면서 동시에 생명공학의 어두운 그림자를 드리워 왔다. 『Good Work』[42)]라는 책은 생명공학의 실상을 잘 묘사해 주고 있다. 이 책은 생명공학이 철저하게 시장에 종속되어 일해 오고 있음을 지적하면서, 그 속에서 갈등하는 과학자들과 유전학의 미래를 분석하고 있다. 이 책은 시장이 모든 것을 바꾸었다고 지적하면서 다음과 같이 말하고 있다. '시장모델이 유전학이나 언론 영역에 도입되었다고 말하는 것은 무엇을 의미하는가? 한마디로 말하자면, 영리를 목적으로 하는 기업들이 새로운 것을 발견하고 이러한 발견을 현실적으로 이용하고,

---

41) 에드워드 골럽 지음. 예병일 외 옮김. 의학의 과학적 한계. 몸과 마음. 2002. pp.321 – 324.
42) 하워드 가드너, 미하이 칙센 미하이, 위리엄 데이번저. 문용린 역. GOOD WORK. 생각의 나무. 2003.

상업적 매력이 있는 제품이나 서비스를 만들고, 기업주나 주주들에 대한 보상을 최대화하기 위해 그런 생산품을 팔면서 유전학과 언론 영역의 주 역할자가 되었다는 의미다.'

제약 산업의 막대한 자본이 의료정책과 의사들의 진료에까지 영향력을 행사하는 일은 이제 새삼스런 일이 아니다. 어떤 약이 개발되고, 생산이 되면 제약회사는 그 약을 최대한 많이 판매하여 이윤을 남겨야 하는 시장원리가 의료시장을 지배하게 된다. 시장모델이 생명공학, 특히 의과학 연구와 의료시장에 지배적으로 영향을 미치면서 현대의학은 발전해 온 것이다. 여기에는 두 가지 짚어야 할 맥(脈)이 있는데, 하나는 의료산업에 종속된 의과학 연구의 문제점이며, 다른 하나는 현대 자본주의 시장모델에 연계된 생명공학의 미래인 것이다. 상업적인 이윤추구가 목적인 의료산업의 지배 아래서 생명공학은 끊임없이 윤리적, 사회적, 의학적 검증을 필요로 한다. 동시에 기업의 이윤추구 목적을 만족시킬 만한 새로운 아이템과 결과물을 끊임없이 내놓아야만 한다. 만약, 우리가 신뢰하는 현대의학의 발전이라는 것이 이처럼 상업적인 이윤추구의 시장모델 아래에서 이루어지고 있으며, 의학연구가 기업의 영리적 목적을 가지고 추진되고 있다는 사실을 깨닫게 된다면 과연 우리는 현대의학의 발전에 찬사만을 보낼 수 있을 것인가? 건강이라는 공인된 타이틀 아래 권장되고 있는 비만 치료와, 갱년기 관리, 비아그라 사용 등의 생활의약[43)에 대한 평가를 긍정적으로만 내릴 수 있을 것인가?

현대의학은 이와 같은 자본과 과학기술의 토대 위에 발전하였는

___

43) 조병희. 의료개혁과 의료권력. 나남출판. 2003.

데, 그 과학기술은 동시에 의료산업자본과의 역학관계 속에서 발전하여 왔다. 따라서 현대의학의 과학기술은 필연적으로 의료 및 제약 산업과 연계되고, 상업화와 불가분의 관계를 맺게 되었다. 현대의학은 의료산업과의 연계로 말미암은 보이지 않는 이해관계를 안고 성장해 온 것이다.[44] 의료행위는 모든 것이 산업적인 기반을 배경으로 하게 되었다. 의사가 약을 한 가지 처방하는 일에도 제약회사의 마케팅과 영업실적으로 이어지는 보이지 않는 산업적 고리가 존재하는 것이다. 의사가 어떤 치료법을 선택하는가에도 의료산업이 직간접적으로 연결된다. 즉, 이 말은 현대의학과 의료의 태생적 배경이 생명공학 연구와 바이오산업으로 한 덩어리로 묶여 있음을 의미한다. 그러다 보니 현대의학은 다분히 상품화, 상업화의 토양 위에서 성장할 수밖에 없었다. 이러한 상업주의적 뿌리는 의료현장에서 의사들의 가치관으로 정착하게 되었다. 이제 아무도 의술을 인술(仁術)이라고 강변하지 않는다. 이제 의사들은 병원의 수익을 가장 중요한 덕목으로 꼽아야 하며, 의료는 확실한 서비스 상품으로서 시장에서 경쟁해야 하는 시대가 되었다. 대학병원의 어느 안과 교수가 하는 말을 들은 적이 있는데, 하루는 진료실에서 환자가 항의를 하더라는 것이다. 내용인즉, 왜 자기에게는 무성의하게 대하면서 다른 환자에게는 많은 시간을 할애하여 실명을 친절히 잘해 주고 성의껏 해 주냐는 것이었다. 즉, 자기도 그 환자와 동일하게 대우해 달라고 하더라는 것이다. 그래서 그 안과 교수는 항의하는 환자에게 저 환자는 300만 원짜리 치료를 받고 있기 때

---

44) 에드워드 골럽 지음. 예병일 외 옮김, 의학의 과학적 한계. 몸과 마음. 2002. pp.321 - 324.

문에 그만한 대우를 해 주는 것이고, 당신은 10만 원짜리 치료를 받고 있으므로 차이가 나는 것은 당연하지 않느냐고 설명했단다. 안과 교수의 지론은 자본주의사회에서 의료는 상품이기 때문에 상품 원리로 환자를 대하는 것은 정당하다는 것이다. 의료는 상품이다. 봉사라는 겉치장을 하고 있지만 실은 자본주의사회의 시장원리에 충실한 하나의 업종에 불과하고 엄연한 경제행위이다. 의사들은 의과대학과 전문의 과정의 고된 노력의 대가로 얻어진 질(質) 높은 의료행위를 상품화하여 제공하는 일종의 서비스업자이다. 수많은 의대생들이 민감하게 자신들의 전공과목을 선택할 때 상품가치로서의 어떤 의료를 판매할 것인지 고민하여 성형외과나 피부과나 안과 등을 택한다. 병원들은 시설과 장비에 막대한 투자를 하고, 생존경쟁에서 살아남기 위한 피나는 노력을 경주하고 있다. 대학병원도 성과급제와 원가계산 등을 도입함으로써 수익성 기여도에 따른 급여를 지급하고 있다. 요즘은 서울의 대형 병원에 지방의 환자들을 빼앗기는 형국인지라 지방의 병원들은 생존경쟁의 치열한 싸움을 하고 있다. 의료가 상품이라면 같은 충수염의 수술을 받는 환자에게도 환자의 경제력에 따라 천차만별의 의료가 제공될 수 있다. 같은 원리로 환자의 진료와 치료과정이 시장경제 원칙을 좇아서 10만 원짜리 치료에서부터 100만 원, 1,000만 원짜리 의료상품이 나와 고객의 욕구를 만족시켜 주게 된다. 언젠가 일본 동경의 한 사립병원을 방문하였는데 경관 좋은 병원 꼭대기 층에 하룻밤 입원실 사용료가 수백만 원에 이르는 초호화 특실을 구경한 적이 있다. 주로 연예인이나 기업인, 정치가들이 사용한다고 했다. 이러한 자본주의 시장원리에 충실한 의료 상품화는 그 나름대로 장점이 있는데, 돈이 있는 사람들이 자신들이 원하는 수준의 질 높은 의료서비스를 제공받을 뿐 아니라, 의학발전에도 크게 도움이 된다. 즉, 서로 경쟁이 유발되어 더 좋은 의료서비스와 더 나은 치료법이 다투어 선을 보이고, 더 안전하고 간편하고 고통이 적은 치료제와 수술 기법 등이 개발되기 때문이다. 최근 신문에 외국인이 우리나라 성형수술에 매료되어 미국에서 한국의 성형수술을 홍보하는 일을 자처하고 있다고 하는 기사가 실렸다. 우리나라의 성형외과 의술은 이미 세계적으로도 정평이 날 정도로 앞서 가고 있다. 성형외과와 치과 임플란트 수술이 세계적으로 앞서 가고 있는 배경에는 우리나라 의료보험제도가 한몫을 하고 있다. 주로, 비보험에 해당하는 미용성형에 의사들이 몰리다 보니, 자연스럽게 미용성형 분야가 발전하게 된 것이다. 개업한 의사들에게 미용성형은 매우 인기 있는 분야이다. 그러다 보니, 너도나도 미용성형 분야를 진료과목으로 내걸고 환자를 진료하는 풍토가 조성되어 일부에서는 의료의 왜곡현상이라고 지적하기도 한다. 자본주의사회에서 개업의사에게 수익과 부의 창출을 외면하라고 하는 것은 언어도단이다. 그러니 개업의사들이 미용성형 분야로 눈을 돌리는 것은 자연스러운 현상인 것이다. 한 예로 산부인과 개원의의 상당수가 이미 미용성형 분야를 중요한 진료영역으로 구축한 지 오래다. 내가 알고 있는 산부인과 전문의는 오랫동안 분만과 부인과 질환을 진료해 오던 산부인과를 접고, 성형 분야의 진료만을 하고 있다. 또 산부인과를 그대로 진료하는 의원들 중에도 비만이나 노화와 같은 분야를 함께 보는 경우가 많다. 이러한 추세는 앞으로도 계속될 전망이며, 더욱 심화될 조짐을 보이는데 대학병원에서 전공과목을 지원하는 전공의의 선호도가 성형외과나 안과, 피부과 등에 집중되는 반면, 외과나 산부인과, 흉부외과 등은 비인기 과목으로 전락하였다.

미용성형의료의 발달이 의미하는 바가 무엇인가? 의사가 환자의 주요 장기를 절개하고 봉합하는 등 생명과 직결된 대수술을 집도하는 장면이 의술의 고전적 역할이었다고 한다면, 미용성형의료에서는 고객의 미적 욕구를 충족시키는 서비스를 수행한다. 고전적 의료의 개념에서는 환자와 의사, 질병과 치료, 생명연장과 고통의 제거, 장애의 개선과 재활 등의 이미지가 얼른 연상되는데, 미용성형의료에서는 고객과 상품 판매자, 미적 욕구에 대한 만족, 고객의 필요에 대한 서비스 등이 연상된다. 고전적 의사상(像)은 히포크라테스 선서를 낭독하는 봉사와 희생정신으로 무장한 인술(仁術)의 사도(使徒)였으나, 미용성형의사에게는 고객만족, 최상의 서비스, 최고의 품질, 그리고 성공적인 이미지가 있다. 고전적 의사상(像)에서 부(富)와 경제 원리는 봉사와 인술이라는 가치에 가려져있었다. 그러나 지금은 아무도 의사들에게 이러한 가치를 강요할 수 없다. 미용성형의료에서 고객인 환자나 의사는 더 이상 질병과 건강이라는 고전적 테두리 안에서 만나지 않는다. 의사는 더 이상 질병을 치료하고 환자를 돌보는 제한적인 개념에만 머물지 않는다. 의사는 고객의 사회적 욕구와 권력의 문제에 개입한다. 의사는 고객의 사회활동에 관여한다. 만약 고객이 인기 연예인이라면, 의사는 고객의 인기와 연예활동, 수입에까지 관여한다. 고객이 만약 취업을 준비하는 젊은이라면 의사는 고객의 취업 관련 면접과 인터뷰, 고객에게 주는 첫인상에 관련한 전문가가 된다. 고전적 의료가 교과서에 기록된 원리를 바탕으로 한다면, 미용성형의료는 사회적 유행과 감성과 같은 흐름을 살핀다. 즉, 의사는 디자이너나 스타일리스트와 같은 패션의 전문가이다.

이러한 상업주의는 환자의 질병을 치료한다는 생명윤리의 기본 테두리를 무너뜨리고 매출 위주, 돈벌이 위주, 영리 목적의 행위로 전락할 위험을 배제할 수 없다. 자동차를 수리하는 일과 사람의 질병을 치료하는 행위를 동일시할 수는 없다. 인간의 생명은 천하보다도 귀한 소중한 것이며, 사람은 빈부귀천을 떠나 그 존엄성에서 평등하기 때문이다. 가난한 사람이 충수염에 걸려서 고통하는 고통과 부자가 충수염으로 고통하는 고통은 본질적으로 동일하다. 인간은 인간 본질의 문제인 고통과 질병, 죽음의 문제 앞에서는 한 치의 차별도 없는 것이다. 그러므로 인간 고통의 문제 앞에서 의사는 빈부귀천, 남녀노소, 배운 자와 못 배운 자의 인위적 차별을 두어서는 안 된다. 수술대 위에 누워 있는 환자는 그의 신분이 누구이며, 그가 무엇을 소유했느냐로 수술기법이 달라져서는 안 된다. 인간은 의료행위 앞에서 평등하다는 것이다. 아니 어쩌면 날로 고가의 의료장비가 의사의 손길을 대신하는 현대의학의 현장에서 경제적으로 어려운 형편의 환자들에게 고가장비와 고비용의 검사 대신 의사의 직접적인 손 기술과 사랑이 필요한 경우가 많다. 미국의 일인당 의료비용은 쿠바의 일인당 의료비용에 비해서 30배가량이 높은데, 실제로 국가의 건강지표는 지불하는 의료비와 관계없이 미국과 쿠바가 비슷하다.

어느 의료장비 개발 회사에서 의료장비를 개발해 내면 막대한 개발비가 투입되었을 것이며, 자연스럽게 개발한 의료장비가 많이

팔려서 많이 활용되어야만 기업이 생존할 수 있다. 의료기 회사의
장비개발은 병원의 의료기 도입으로 연결되고, 이는 환자에게 의료
장비의 적용에 이르게 된다. 이때 의사는 반드시 필요한 질환에
반드시 필요한 환자에게 새로 구입한 장비를 적용해야 하는데, 불
필요한 검사가 적용되는 예를 얼마든지 상상해 볼 수 있는 것이다.
같은 원리로 어떤 제약 회사에서 개발한 신약이 많이 팔리고 환자
들에게 처방되어야만 제약회사의 생존이 가능하다. 그래서 제약회
사는 의사들을 상대로 열심히 로비를 하게 되고, 의사들은 가급적
많은 환자들을 적응증의 범주에 넣어서 투약하게 될 것이다. 그런
과정에서 환자들은 불필요한 약을 먹어야 하는 경우도 얼마든지
있다.

　이와 같이 오늘날 현대의학은 생명공학 및 제약 산업에서부터,
의료 서비스 산업에 이르기까지 폭넓은 상업화의 물결 속에서 유
영하고 있는 것이다. 의학과 의료시장에 자본과 산업, 상업주의의
연결고리가 강하게 형성되어 있다. 그래서 의과학자의 연구에서부
터 의사의 처방에 이르기까지, 질병과 건강문제에 대한 정책과 관
리, 의료보험 제도, 신약개발, 의료장비의 사용 등 전반적인 영역
에 이르기까지 상업주의가 영향력을 행사하고 있는 것이다. 이것이
현대의학의 실상이라고 한다면 우리는 현대의학에 얼마만큼의 신
뢰와 존경, 기대와 희망을 가질 수 있을 것인가? 현대의학에 대한
우리의 무조건적, 맹신적인 신뢰와 확신을 우리는 경계해야 할 것
이다.

:: 생물학적 인간관에 세뇌당한 현대의학

전공의 시절 경험한 일이다. 대학병원에서 산부인과 레지던트 일 년차 시절, 나의 환자 중에 K라는 여대생이 있었다. 그녀는 당시 대학 2학년이었는데 난소암으로 입원하였다. 다른 병원에서 개복수술을 하려고 집도를 하였는데, 이미 암 조직이 많이 전이되어 수술이 불가능하다고 하여 대학병원으로 온 환자였다. 나는 젊은 나이에 암에 걸려 고통하는 그녀를 의국으로 불러서 간절히 기도를 해 주었다. 그리고 항암치료를 받았으나 난소암은 여전히 줄어들지 않았다. 복수가 차서 배는 점점 불러 오고 치료의 길은 없고 그야말로 죽음을 선고받은 상태였다. 하루는 병실에 갔더니 환자가 보이지 않았다. 그런데 그녀의 어머니와 함께 전도지를 들고 병실을 돌면서 열심히 전도하는 것이었다. 내가 그 몸으로 전도하러 다니느냐고 하자, 그녀의 어머니가 대답하기를 이왕 죽으면 천국 갈 터인데 살아 있을 동안 전도나 많이 하고 죽겠다고 하였다. 그녀가 병원을 퇴원한 후에도 난소암으로 말미암은 복수 때문에 입원과 퇴원을 반복하였다. 그리고 한동안 소식이 끊어졌다. 전공의 4년차가 되어 잠시 다른 병원으로 파견을 다녀왔다. 병원에 오자 간호사들과 동료 전공의들이 어제 K 씨가 나를 찾아왔는데 복수가 다 빠지고 건강한 모습으로 왔다는 것이다. 나중에 K 씨와 연락이 되어 자초지종을 물었다. 그동안 그녀는 기도원에서 생활하였는데 복수가 너무 심해서 검사해 본 결과 난소에 또 다른 거대 낭종이 발견되어 서울의 한 병원에서 수술을 받았다고 한다. 그곳에서 수술결과도 마찬가지로 난소암이었으며, 거대 낭종만 제거하고 난소암 조직이 여전히 몸속에 남아 있는 상태라는 최종 결과가 나왔다. 그런데도, 환자는 이후 건강을 급속도로 회복하기 시작하였다. 내가 전공의 수련을 마치고 대학병원에 교수로 임용되어 근무하고 있는데, K 씨가 보험회사에 근무하고 있다면서 꽃을 사 들고 찾아왔다. 결혼을 하였고, 건강은 완전히 좋아졌는데 아이를 갖지 못한다고 하였다. 이미 난소 조직은 그녀의 몸속에 남아 있지 않았다. 그러나 그녀는 암으로부터 자유를 얻은 상태였다. 인간의 건강과 질병의 문제에서, 우리는 과학으로 설명할 수 없는 하나님의 영역이 있음을 겸허히 받아들일 수 있어야 한다. 과학만이 만능이 아니다. 과학만이 유일한 희망은 아니다. 물론 과학도 하나님이 주신 인간의 지성과 지혜로서 이를 잘 활용하고 발전시키는 것이 필요하다. 그렇지만, 하나님은 인간에게 과학으로 모든 것을 해결하라고 과학을 주신 것은 아니다. 하나님은 인간에게 과학보다 상위의 개념인 믿음을 주셨다.

의사들 중에는 난치병으로 고통하는 환자가 기도원이나 교회에서 안수를 받거나 하는 것에 대해서 심한 거부감과 혐오감을 표현하는 경우가 많이 있다. 이들은 인간의 영적인 부분을 인정하지 않으려 한다. 하나님의 존재를 인정하지 않으려 한다. 이들은 눈에 보이고 만질 수 있는 과학적 사실 외에는 세상에 진리란 없는 것으로 알고 있다. 한 예를 들면, 전병욱 목사님이 쓴 『집중력』이라는 책에 소개된 내용인데, 어느 교회의 목사님이 설교시간에 자신의 경험을 간증 삼아 얘기하였다. 내용인즉, 한 젊은 여성이 부인과 종양에 걸려서 환자와 가족들 모두 큰 충격과 절망에 빠졌다.

그런데 그들은 하나님을 믿고 간절히 기도하였으며, 목사님도 그녀를 위해 손을 얹어 기도하였다. 이때 놀라운 기적이 일어났다. 암 조직이 사라지고 그녀는 나음을 받은 것이다. 목사님이 이러한 내용으로 설교시간에 간증을 하자, 같은 교회에 출석하는 의사로부터 한 통의 이메일을 받았다. 그 의사는 목사님에게 항의하기를 목사님 같은 분들이 설교시간에 그런 얘기를 하니까 많은 사람들이 병원에 와서 미리 검사를 해서 병을 조기에 발견하고, 치료를 받지 않아 중병으로 고통스러워하다가 죽어 가는 이들이 있다는 것이다. 그러니 제발 목사님이 설교시간에 그런 얘기를 하지 말아 달라는 부탁을 해 왔단다. 이러한 내용의 편지를 받은 목사는 그 의사에게 답장을 보내기를 "옳습니다만, 의사선생님도 신앙인으로서 지금까지 살아오면서 이런 체험을 한 번도 해 보지 못했다면 그것은 안타까운 일입니다."라고 하였다. 이러한 3차원적인 사고의 패러다임은 앞으로 변해야만 한다. 인간은 생물학적인 존재이면서 동시에 영적인 존재이다. 생물학적 원리와 현상을 이해하듯이 환자의 영적인 영역을 이해하고 돕는 것이 환자를 이해하는 진정한 길이다.『죽음의 수용소에서』의 저자 빅터 E. 프랭클린[45]은 그의 체험적 수기 형태의 책에서 이렇게 쓰고 있다. "너무나 오랫동안 정신의학은 인간의 마음을 단순히 하나의 메커니즘으로 해석하려고 애썼다. 그리고 그 결과로 정신적 질병에 대한 치료를 단순히 어떤 기술로만 보려고 했다. 이 꿈은 이미 깨어졌다고 나는 믿고 있다. 지금 지평선 위로 어렴풋이 나타나기 시작한 것은 심리학적으로 다루는 의학의 모습이 아니라 인간화된 정신치료법의 모습이다. 그러나 아직

---

45) 빅터 E 프랭클린. 정순희 역. 죽음의 수용소에서. 제일출판사. 2000.

도 자신의 역할을 주로 기술자의 역할로 해석하려 하는 의사가 있다면, 그는 환자에게서 그 질병 뒤에 가려진 인간을 보는 대신 환자를 하나의 기계로밖에는 보지 않는다는 점을 고백해야 할 것이다." 이는 인간이란 어떤 존재인가 하는 철학의 문제이다. 오늘날 현대의학이 과학 일변도의 생물학적 인간론에만 머물러 있다면, 과학에 대한 오만이며 편견이라 할 수 있다. 과학적 사실은 단지 인간을 이해하는 데 일부 도움을 주는 수단일 뿐이지, 인간을 정의하고 단정하는 절대 권력이 될 수 없다.

병원에서 환자를 진료하고, 돌보다 보면 숱한 얘깃거리가 많다. 복강경을 이용한 자궁적출술을 하고, 복강 내에 피가 고이는 것을 배출시키려고 배액관을 넣어 둔 환자였다. 다소 출혈이 많아서 수술하고 나서도 내심 염려가 되어 무척 신경을 쓰고 있던 터였다. 복강에 삽입해 둔 고무관을 타고 선홍색 피가 고무주머니로 연신 떨어지고 있었다. 환자는 대개 2-3일 배액관을 넣어 두어야 한다. 지금 이 환자는 수술실에서 방금 올라온 환자였다. 나는 수술을 마치고 병실에서 환자를 한 번 둘러본 후, 퇴근 무렵 다시 병실에 올라와 전공의에게 그 환자 상태를 물어보니 안색이 이상하다. 자초지종을 물으니 방금 인턴이 실수로 배액관을 뽑아 버렸다는 것이다. 주치의가 실수로 환자 이름을 잘못 얘기했는데 인턴이 일사천리로 일을 해치운 것이다. 누구를 탓할 것인가! 인턴은 주치의가 시킨 대로 한 것뿐인데…… 인턴이나 전공의들은 병원 일로 바쁘고 피곤하다 보니 환자들과 대화를 차분히 나눌 여유가 없을 것이다. 그래서 그 인턴은 주치의 지시(order)가 있자마자 환자에게 다가가서 일언반구(一言半句)도 없이 배액관만 제거하고 돌아온 것이다. 불안하게 배액관의 피를 응시하고 있던 환자 보호자는 영문을 모른 채 왜 배액 관을 빼 가느냐고 물었지만 인턴은 대꾸도 안 했단다.

요즘 의과대학 교과과정에는 그래도 환자와의 의사소통 분야를 조금씩 다루고 있다. 문제는 환자와 의사소통에 대한 기본적인 이해가 부족한 것이다. 대학병원에서 이런 사례는 심심치 않게 볼 수 있다. 응급실에서 의사는 환자를 전인간적으로 대하기보다 검사 소견과 엑스레이 사진에 의존한다. 질병 위주의 현대의학교육이 안고 있는 이러한 문제들은 의학교육 현장에서 심각하게 마주치는 현상이다. 첨단 의료장비와 컴퓨터에 의해서 환자는 속속들이 검사를 받게 되지만, 정작 의사와 환자 간에는 교감이 흐르지 않는다. 환자의 혈액 내의 모든 데이터들이 컴퓨터에 올라온다. 환자의 CT 사진과 MRI 사진이 컴퓨터 모니터에 떠오른다. 의사에게는 환자와의 몇 마디 대화보다는 이러한 검사결과들이 의학적 판단을 내리는 데 더욱 효과적이다.

환자와의 대화를 잃어버렸다는 것은 환자가 더 이상 인격과 감정을 가지고 있는 고통당하는 한 인간이 아니라, 검사해야 할 대상에 불과하다는 것이다. 불안해하며 고통당하는 한 사람의 인격으로 다가오지 않고, 하나의 대상으로 다가오는 것이다. 대화가 단절되는 순간, 의사와 환자의 관계는 인격성을 상실해 버린다. 인격과 인격의 교감이 상실된 관계는 더 이상 신뢰와 사랑의 관계가 아니라 사업적인 관계가 된다. 이러한 현상들이 어디서 왔는가? 생물학적 인간관에 세뇌된 현대의학의 모습인 것이다.

:: 과학기술의 노예가 된 현대의학

　현대의학이 괄목할 발전을 하는 동안 사람들은 과학과 의학에 대한 신뢰와 의존을 넘어서 거의 맹신에 가까운 믿음을 갖게 되었다. 모든 시스템이 의학적 기술의 척도에 의해서 통제되고, 운영되고 있기 때문이다. 그 중심에 의사가 있다. 물론 과학의 발달이 가져온 가공할 문명의 이기와 함께, 과학기술의 중추적인 분야의 하나인 의학적 기술의 발전에 대해서 긍지와 자부심을 갖는 것은 이상한 일이 아닐 것이다. 그러나 과연 의과학 기술의 발달이라는 관점에서만 인간의 건강과 질병문제를 설명할 수 있다고 믿는다면 그것은 과학에 대한 지나친 맹신일 것이다. 문제는 현대의학의 주된 동력이 이러한 믿음과 패러다임에 기초하고 있다는 사실이다.

　인간의 이성에 대한 절대적인 신뢰라든가 과학적 방법과 과학적 사실만이 확실한 것이라고 믿는 것이 과학주의이고, 객관주의이다. 이를 또한 논리실증주의라고 하여 20세기 초 카르납(Carnap)[46]이 규정한 바 있다. 이를 방법적 유물론, 방법적 실증주의 혹은 물리주의라고도 하는데, 모든 진술은 물리적인 언어로 환원될 수 있다는 것이며, 물리 언어야말로 보편 언어로서 과학의 유일한 언어라는 것이다. 논리실증주의자들은 과학적으로 검증될 수 없는 어떤 것도 거부해야 한다는 생각을 사람들에게 심어 주고자 하였다. 그러나 이러한 카르납의 과학주의, 실증주의적 과학관은 최근의 과학철학에 의하면 심각한 문제가 있음을 보여 주고 있다. 우선 가장

---

46) 강영안. 인간의 얼굴을 가진 지식. 소나무. 2002. pp.77.

문제가 되고 있는 것은 과학의 토대로 생각된 '사실'과 '경험'의 개념이다. 이론구성의 최종적 토대로 생각되던 '경험적 사실'은 통상 생각하는 것처럼 그렇게 아무 편견이나 선입견, 이론이나 세계관과 상관없이 존재한다고 믿지 않게 된 것이다. 즉, 어떤 사실이라도 그것은 '해석된 사실'이고 일정한 동기와 관심, 선입견과 기대 등에 의해 모습을 드러낸다는 사실이 강조되었다. 가다머[47]의 철학적 해석학도 사실과 경험의 성격을 다시 한 번 반성할 수 있도록 하는 데 중요한 기여를 하였다. 근대 과학방법과 과학언어는 스스로 보편적임을 주장하지만, 실은 그렇지가 않다는 것을 가다머는 여러 가지 분석을 통해 보여 준다. 가다머에 따르면 우리의 경험은 언제나 '해석학적 경험'이다. 마이클 폴라니는 그의 저서 '인격적 지식'에서 '앎의 행위에는 앎의 대상을 인식하는 개인의 정열적 기여가 빠짐없이 개입되어 있다.'고 하였다. 마이클 폴라니의 말을 빌린다면, 과학연구와 과학적 사실에도 인격적인 부분이 배제되어서는 안 된다는 것이다. 과학연구도 과학자의 인격과 삶을 기반으로 수행되는 일이기 때문이다. 그러나 문제는 논리실증주의와 같은 과학주의 입장이 과학연구의 현장에서 지배적으로 영향력을 드러내고, 현대의학의 전반적인 영역에 강력한 사상적 배경으로 자리 잡고 있다는 사실이다. 그리고 의학의 모든 영역과 의료현장에서 과학주의를 기초로 인간의 질병과 건강에 관한 문제가 다루어지고 있는 실정이다.

일례로 80세의 노령 환자에 대한 적극적인 뇌수술의 결정이 의

---

47) 한스게오르크 가다머 지음. 이유선 옮김. 철학자 가다머 현대의학을 말하다. 몸과 마음. 2002.

학적 판단으로 이루어져야 하는가, 아니면 삶의 질과 가족, 생애 주기에 따른 삶과 죽음의 총체적인 영역에서 다루어져야 하는가 함은 중요한 문제이다. 의사가 의학기술의 운용 측면에서 환자의 생애 주기를 고려하지 않고 치료를 결정함으로써 환자는 남은 생애를 현대의학적 시술을 받느라 모두 소모해 버린다면 그 치료가 과연 최선인가 함이다. 우리나라와 미국의 통계를 비교한 말기 암 환자에 대한 항암치료가 대표적인 사례라고 생각된다. 즉, 우리나라의 경우 환자가 사망하기 한 달 전까지 항암치료를 받는다는 통계수치가 나왔는데, 미국의 경우 사망하기 수개월 전에 항암치료를 중단하는 것으로 비교된다. 과연 죽음을 앞둔 환자에게 언제까지 고통스러운 입원과 항암치료를 반복해야 하는지, 그리고 죽음을 준비하는 환자에게 항암치료를 위한 가족, 친지, 지인들과의 단절이 최선인가 함이다.

의학의 발달은 의과학 기술의 발달이며, 의과학 기술은 초정밀 진단 및 치료 장비의 발달이라고 해야 할 것이다. 현대의학의 발전은 곧 의공학의 발전이었다. 의과학 장비의 출현이 의학발전을 선도하였다. 레벤후크에 의한 현미경의 발명으로 미생물학과 세포생물학의 발전이 이루어졌으며, 1895년 뢴트겐이 X선을 발견하여 진단 및 치료법의 발전에 공헌한 이후, 의료장비의 가공할 발전은 현대의학을 점점 더 첨단과학 장비에 의존하게 만들었다. 의사들이 환자를 진료하고 치료하는 과정에서 장비에 의존하고 있는 비중이 얼마나 될까? 산부인과를 전공하는 나의 경우, 외래에서 환자들을 진료할 때 초음파를 사용하여 진료한다. 초음파가 없는 외래진료는 생각할 수 없다. 환자들은 대개 수술 환자와 분만 환자, 간단한 처치를 해야 하는 외래 환자들로 나뉜다. 외래에서 자궁경부암 등의 선별검진이 이루어진다. 세포진 검사를 비롯하여 환자의 혈액 샘플 등이 이루어지면 그 검사들은 어떤 과정을 거치는가? 병리 조직 검사실과 진단검사학과의 검사실에서 검사장비가 모든 검사를 수행한다. 수술은 어떠한가? 모니터가 장착된 첨단 마취장비의 도움으로 마취가 이루어지고, 의사는 내시경 수술 장비를 이용하여 수술을 진행한다. 수술진행 과정에서 사용하는 지혈조작, 흡입과 세척, 조직을 절개하고 봉합하는 일 등등 거의 모든 과정이 장비에 의존하여 이루어진다. 오늘날 병원에서 의사들이 환자의 진단과 치료에 사용하는 의료장비들을 열거하자면 참으로 현대의학이란 첨단의료장비에 의한 의학임을 알 수 있다. 초음파를 비롯하여 CT, MRI, PET-CT 등의 진단기기와 레이저, 방사선 암 치료 장비, 로봇 수술 장치, 뇌수술을 돕는 내비게이션, 감마 나이프, 광 역동 치료를 위한 PDT 장비 등 이루 헤아리기가 힘들다.

이러한 첨단 의료장비의 발달은 인간의 질병을 치료하고 건강을 개선하는 데 혁혁한 기여를 하고 있음에는 의심의 여지가 없다. 그러나 다른 한편으로는 인간의 건강문제를 첨단 의료장비에 의존하는 관계로 왜곡되게 하는 부분이 있다. 인간의 건강을 정의할 때, 검사장비가 읽어 준 수치들이 정상과 비정상의 영역을 판별해 준다. 첨단 영상진단기기들이 속속들이 인간의 내부구조를 조명한다. 의사들은 환자를 진료하고 진단을 내리는 데 있어서 진단장비의 도움 없이는 무엇 하나 결정할 수 없다. 의학은 철저히 기기(器機)화되었다. 이러한 의료장비의 발달은 계속해서 더욱 정밀하고 더욱 뛰어난 성능의 장비를 개발하도록 힘을 가한다. 병원들은 경쟁적으로 더욱 업그레이드된 의료장비를 구입하고자 하고, 의사들 역시 경쟁에서 뒤지지 않고자 남들보다 앞서서 매혹적인 의료장비를 손에 넣고자 안달한다. 일단 새로운 의료장비가 들어오면, 의사들은 이 장비를 이용하여 환상적인 의료를 구현하고자 하고, 그에 따른 논문을 내고, 학회에서 남들보다 한 걸음 앞선 임상진단 소견을 제시하는 등, 현대의료의 장(場)은 의료장비의 경쟁무대라 할 수 있다. 현대의학의 발달이 의공학의 발달과 함께 의료현장을 장비의 싸움터로 변모시킨 결과는 매우 다양한 측면에서 나타나고 있다. 우선 의료시장을 의료장비의 끝없는 경쟁의 장(場)이 되도록 하였으며, 환자와 의사를 철저히 의료장비에 의존하도록 만들었다. 인간의 건강이란 기계가 말해 주는 결과치(結果置)에 의해서 정의되고 있다. 이렇게 의사, 환자, 건강이라는 영역들이 의료장비에 의존하는 의존도가 높아지면서, 건강을 위해서 필요한 수단인 기기가 점차로 건강문제를 좌우하는 중요한 주체 역할을 하게 되고, 인간이 개발한 기계문명이 인간을 노예로 예속화하듯이, 환자를 위한 첨단의료기기가 환자를 그 기기의 노예로 예속시키는 결과를 낳게 된 것이다. 의사에게 도움을 주기 위해 만들어진 장비들이 점차로 의사보다 힘이 세지면서, 의사가 장비에 예속된 노예로 전락하였다. 그래서 환자와 의사의 관계는 환자와 의료장비가 대신하게 되었다. 의사는 응급실에 온 환자를 의사의 손끝에 느껴지는 체온과 감각, 그리고 환자의 신음소리와 고통의 말을 일차적인 정보로 사용하는 대신 의료장비의 검사 결과치에 철저히 의존하고 있다.

과연, 현대의학의 이러한 질주는 첨단 의과학 기술의 발달로 그

궁극의 목표에 이를 수 있을 것인가? 나는 의공학이 최고로 발전하게 되면 인간의 몸의 구조와 기능에 근접할 수 있다는 것을 믿는다. 인간의 피부는 줄기세포 조직공학이나 나노 재료공학이 구현할 수 있을 것이다. 인간의 심장 역시 인공장기의 개발로 구현될 수 있을 날이 올 것이다. 인체의 모든 장기가 의공학과 조직공학, 줄기세포연구로 대체할 날이 올 수 있을 것이다. 그러나 그러한 꿈이 현실화된다 할지라도 만약 기계문명의 노예가 된 인간의 삶에 행복이 없듯이, 의료장비의 노예가 된 환자와 의사에게 진정한 의미의 건강이 찾아올 것인가에 대해서는 회의적이다. 인간의 건강과 행복은 단순히 생물학적 수명의 연장만으로 이루어지는 것이 아니기 때문이다. 과학기술에 대한 인간의 맹신이 통제되지 않는다면 인간은 과학기술의 수혜자가 아니라 과학기술의 노예가 되고 말 것이다. 사람들의 건강을 지켜주고, 질병을 조기에 경보해주며, 예방해주는 의과학 기술이라 할지라도 통제와 조절이 필요하다. 만약 그러하지 않으면 의과학 기술은 마침내 사람들을 지배하여, 사람들을 각종 의료장비와 검사의 노예로 전락하게 만들 것이다. 예로 전락했다는 증거는 이러한 건강검진이나 정밀검사를 주기적으로 받지 않으면 불안하다는 것이다. 의료기술에 의존하는 일종의 건강염려증이 사람들의 삶을 지배하고 있다. 현대과학기술은 계속해서 발전하고, 그 발전된 기술의 산물은 고가의 의료장비와 약물, 검사법으로 사람들에게 찾아온다. 과거에는 몸에 이상이 생기고, 불편하면 병원에 가서 의사의 진찰을 받아 보고, 의사의 처방에 따르다가 그래도 안 되면 더 정밀한 검사나 의학기술의 도움을 받았다. 그런데 고가의 의료장비가 보편화되고, 초정밀 의료기기들이 양산되어

병원마다 그 수요를 창출해야만 생존이 가능한 의료시스템에서는 사정이 달라졌다. 더 많은 사람들에게, 초정밀 고가의 의료기기에 의한 검사들이 이루어지고 질병예방과 조기진단 목적의 검사들이 새로운 의학적 패러다임이 되었다. 현대의학은 시간이 흐르면서 더욱 정밀해지고, 더욱 미세해지고, 더욱 복잡해진다. 과학기술의 발전은 인간의 역사가 존재하는 동안 계속될 것이다. 그래서 시간이 흐르면 흐를수록 더욱 복잡하고 정밀하고, 고가의 장비들이 탄생할 것이다. 그러한 의학기술의 운용수단들은 자본과 병원의 생존근원으로서 수요를 창출해야만 유지되는 유기적 시스템으로 사람들의 삶을 몰아가는 것이다. 뿐만 아니라, 질병의 기전과 병리를 이해하고 규명하고자 하는 과학자의 노력은 지금도 세계 유수의 연구실에서 혼신의 열정으로 진행되고 있다. 과학자들의 연구 성과는 신약개발과 신의료기술의 개발로 이어지고 바이오 제약 산업은 여전히 중요한 핵심 산업으로 군림하고 있다. 향후 수십 년 후에 질병을 예방하고 조기 경보하는 시스템은 지금보다 더욱 복잡하고 다양해질 것이다. 그렇다면 결국 영화의 한 장면에서 볼 수 있는 질병의 완벽한 통제시스템이 가능할 것인가? 질병의 조기경보 시스템이 가능할 것인가? 암이나 에이즈, 조류독감, 항생제 내성균주 등에 대한 완벽한 치료법이 나오고 건강을 모니터링하는 이상적인 의료기술의 구현이 가능할 것인가? 여기에는 우리가 간과하기 쉬운 두 가지 중요한 문제가 있다.

첫째, 현재의 과학적 연구방법과 의과학 기술이 질병과 건강을 좌우하는 유일한 대안인가 하는 점이다. 현대과학적 치료법과 검사, 분석법이 유일한 방법인가? 인류의 건강증진을 위한 유일한 길이란 현재의 과학기술에 전적으로 의존해야만 하는 것인가? 특히 기존의 의료 패러다임만이 재론의 여지가 없는 희망인가 하는 점이다. 나는 이 점에 대해서 단호히 "아니요."라는 대답을 하고 싶다. 우리는 건강증진에 대한 보다 폭넓은 시야가 필요하다. 간단한 예로, 폐암에 대한 과학기술의 정복의지에 앞서서 단순한 금연운동과 교육이 폐암 발생을 감소시키는 중요한 수단임을 알고 있다. 심장질환을 예방하고 유병률을 낮추기 위해서 걷기 운동이나 생활체육을 강화시키는 방법도 있다. 우리는 단순히 의료비의 지출과 국민의 건강수준이 산술적인 상관관계가 있다고 주장할 수 없는 것이다. 우리는 삶의 형태를 개선하고 돌아봄으로써 질병의 위험으로부터 보호하고, 예방하는 효과를 기대할 수 있다. 따라서 현대 서구적인 과학기술의 발달과 고비용 의료정책만이 유일한 대안이 아니라는 인식을 할 필요가 있다.

둘째, 지구상의 질병은 현대사회에 들어와 전 지구적인 문제들로 부상하였다. 조류독감이 한 지역에서 발병하였을 때 교통의 발달은 질병의 확산을 급속하게 조장하였다. 따라서 이제는 질병관리의 문제가 한 국가에 국한된 문제라든가, 개인의 문제를 벗어났다. 질병관리가 범지구적인 차원에서 이루어져야 한다. 그런데 문제는 아프리카나 동남아의 몇몇 나라들에서는 가장 기초적인 수질오염이나 위생문제에서 국민의 질병관리가 문제에 봉착하는 경우들도 있다. 즉, 고도의 의료기술과 장비에 의한 고비용의 의료혜택 이전에 기본적인 건강관리와 질병관리의 문제부터 접근해야 하는 지역들이 많다는 사실이다. 이제 질병과 인류의 건강문제를 글로벌 차원에서 접근한다고 할 때, 우리가 지금까지 천문학적인 연구비를 투입하여 연구하는 인간유전체 연구나 분자생물학적 연구만이 인류의 건강문제를 위한 유일한 대답이 될 수 없다는 것이다.

:: 사회라는 멍에를 멘 현대의학

분과학적인 발전모델에 의해 발달해 온 현대 의과학 기술은 새로운 사회적 여러 문제들에 직면하게 되었다. 그것은 사회문제와 현대의학이 불가분의 관계로 정착되어 감을 의미한다. 새로운 의과학 기술에 대한 사회적 관심이 높아진 것이다. 의사는 자신의 의지와는 관계없이 사회적인 중요 이슈를 매일의 활동 가운데서 접하게 되었다. 이것이 말하는 바는 무엇인가? 현대의학은 분과학적 패러다임에 의존하였음에도 불구하고 역설적으로 사회적 문제와 더욱 많이 조우하게 됨으로써 사회과학의 영역으로 지경을 확대하고 있는 것이다. 의학은 원래 사회과학적 역할을 수행하여 왔다. 그러나 현대과학 기술의 발달로 인하여 사회과학적인 부분이 축소되고, 자연과학적인 부분이 비대하게 되었다. 의학이 오늘날 다시 사회적인 문제에 눈을 돌려야만 하는 현상들은 어쩌면 의학의 본래적인 기능을 회복하는 일이라 할 수 있다.[48]

현대의학은 사회적인 환경과 요구로부터 자유롭지 못하다. 현대의학은 사회와 유기적인 관계 속에서만 그 정체성을 찾을 수 있다. 현대의학은 이제 실험실이나 진료실에서 고고(孤高)한 위치를 지키고만 있을 수 없다. 우선 의료보장제도가 현대의학을 사회라는

---

48) 이종찬. 의사대란 이후 무엇을 할 것인가. 몸과 마음. 2001. p.15 - 41.

시스템에 묶어 두고 있다. 사회적 환경과 요인을 무시하고는 현대
의학의 발전을 기대할 수 없다. 조산아의 생존율과 유병률을 조사
한 연구에서 신생아실의 시설이나 의료진의 수준에 앞서서 사회적
요인, 즉, 환자운송이나 집중화, 치료에 대한 보호자의 교육 등이
중요하였다.[49) 현대의학이 직면한 새로운 패러다임 변화는 바로,
사회과학적 역할을 요구받는다는 것이다. 항생제 내성 균주에 대한
더욱 강력하고 새로운 항생제의 개발만이 현대의학이 해결해야 할
지고의 숙제라고 할 수 없다. 현대의학은 이제 실험실에서 항생제
내성 균주에 대한 특효약을 개발하는 일과 동시에 항생제 남용과
병원감염과 같은 사회적 문제에 눈을 돌려야 한다. 폐암 치료를
위한 항암제 신약개발과 함께 학교에서부터 금연운동을 추진해야
하는 것이다. 정부의 의료정책이 국가와 사회의 의료 질에 직접적
인 영향을 미친다. 의료보험제도와 의료 수가의 문제들이 실제로
우리 사회의 의료전달체계를 흔들고 있다. 의료정책뿐만이 아니라,
제약 및 의료자본과의 관계 등이 현대의학과 의료에 심대한 영향
을 끼치고 있다. 현대의학이 직면한 이러한 문제들은 의료직에 종
사하는 사람들에게 무엇을 요구하고 있는가? 사회적 문제에 대한
이해와 사고능력이다. 이제 의사는 단순히 질병의 교과서적인 발병
기전을 공부하고, 질병에 한정되어 역할을 하는 존재가 아니다. 의
사는 사회현장에서 질병과 건강의 문제를 고민하고, 사회적 측면에
서 사고 해야만 한다. 의사는 이제 생물학자이면서, 동시에 사회학
자여야 한다. 의사는 자신이 하는 일에서 이제 사회적 성찰을 해
야 한다. 현대의학은 실험실적인 분과학의 개념으로 발전하여 왔으

---

49) 박상기, 송창훈, 박종. 조산아 관리현황 및 정책수립방안. 집문당. 2000.

나, 이제는 사회학적 측면에서 바라보고, 접근해야 하는 새로운 요구에 직면해 있다.

현대의학이 사회적 문제와 직결되어 있으며, 사회적 요구가 현대의학에 직접적으로 영향을 미치는 사례들은 이미 우리 주변에서 많이 보아 왔다. 의료문제가 가장 첨예한 사회적 문제가 되어 갈등의 회오리를 겪은 사건들이 최근 한국 의료계에 몇 차례 있었다. 그 첫 번째가 1993년에 시작된 한약분쟁이다. 한약조제권 문제가 계기가 된 한약분쟁은 우리나라 의료계의 사회적 시스템에서 비롯된 의료와 사회의 관계를 말해 주는 사건이었다. 의료는 더 이상 진료실에서 사회로부터 보호를 받는 영역이 아니다. 한의계와 약사들의 분쟁으로 치달은 한약분쟁은 그 후 약 5년간 지속되었다. 두 번째가 1997년에 의약분업제도의 시행에 관한 논의가 시작되면서 드디어 의약분쟁은 2000년 의료대란이 일어나는 사건으로 발전하였다.[50] 2005년 한국 사회를 뜨겁게 달군 사건이 바로 황우석 배아줄기세포였다. 체세포 핵이식 배아줄기세포는 현대의학의 희망이라고 할 만큼 첨단연구이자 전문적인 과학기술이다. 동시에 사회적 갈등과 대립으로까지 큰 영향력을 행사하였다. 정부와 정치권의 이해관계, 과학계의 입장, 난치병 환자들의 요구와 윤리학자들의 주장, 기업들과 주식시장과 종교적인 입장에까지 그야말로 총체적인 관심과 이해관계로 구성된 한 편의 드라마였다. 우리는 배아줄기연구를 통해서 현대의학 연구의 최첨단 이슈가 어떻게 사회적 문제로 발전하고 상호 얽혀 있는지를 학습하였다. 가장 역동적인 사건이 2008년 한국 사회에 촛불열기를 일으켰던 광우병 미국산 쇠고

---

50) 최희경. 한국의 의료갈등과 의료정책. 지식산업사. 2007.

기 문제였다. 엄밀한 의미에서 광우병 쇠고기는 의학적, 역학적 문제였다. 광우병이란 우뇌해면증(牛腦海綿症, Bovine Spongiform Ecephalopathy)이라는 소(牛)의 뇌질환으로서 프리온이라는 단백질이 원인이다. 그런데 광우병 소를 수입하여 먹게 되면 인간광우병(크로이츠펠트 - 야콥병; Creutzfeldt - Jakob disease)이 발생할 수 있다는 것이 문제의 본질이었다. 의학적으로 논의하자면, 둘 사이의 상호관계며, 인과관계, 역학적이고 병리학적 문제들이 중요하다. 그런데 의학적 문제가 사회적 문제로 발전하면서 광우병은 새로운 차원의 사회학적 이슈로 다가왔다.

:: 생명윤리 딜레마에 빠진 현대의학

과학기술의 발달로 말미암아 의학연구는 이제 신(神)의 영역인 인간생명 창조의 영역을 넘나들게 되었다. 과학의 영역이 생명창조의 영역으로까지 확대되면서 새롭게 등장한 문제가 바로 윤리적인 문제들이다. 생명윤리는 과학기술의 발달과 함께 불가피하게 직면하게 된 인간 이성의 시험대가 되었다. 그리고 이러한 생명윤리는 윤리학자들만의 문제라거나 실험실에만 갇혀 있는 문제가 아니라 우리의 삶의 문제가 되었다. 과학이 오늘날처럼 발달하지 않았던 시대에는 전통적인 윤리의 범위에서 모든 것이 정의되었다. 그러나 새로운 과학기술의 발달은 기존의 윤리 개념으로는 다루지 못한 새로운 영역들에 대한 윤리적 고민들을 낳게 하였다. 특히 인간생명의 영역을 다루는 과학기술의 윤리적 문제는 인류의 미래를 위협하게 될지도 모르는 심각한 위험으로 다가오고 있는 것이다. 현대의학이 과학의 발달에 힘입어 자유롭게 월경(越境)하고 있는 생명창조의 영역은 유전자 조작을 비롯하여 인간의 분화발달, 배아줄기세포 등의 연구와 같은 광범위한 영역에서 찾아볼 수 있다. 2005년 한국 사회는 물론 세계 과학계를 떠들썩하게 만들었던 황우석 박사의 인간 체세포 핵치환 복제 배아 연구는 생명윤리를 비롯한 연구자의 윤리문제에 경종을 울리는 사건이 되었다.

가장 심각한 쟁점이 되고 있는 복제 배아줄기세포의 문제를 통해서 현대의학이 직면한 윤리적 딜레마가 어떻게 태동하고 발전해 가고 있는가를 살펴볼 수 있다. 우선 배아줄기세포의 연구에 대한 논란의 배경을 살펴보고, 다음으로 배아줄기세포가 안고 있는 생명윤리적인 딜레마가 무엇인가를 분석해 보고자 한다.

첫째, 배아줄기세포 연구와 관련된 논란의 배경이다. 줄기세포라 하면 대개는 배아줄기세포를 생각하게 되는데, 줄기세포에는 배아줄기세포만 있는 것이 아니라 성체줄기세포도 있다. 배아줄기세포란 배아(胚芽)에서 얻은 줄기세포를 말한다. 수정란이 분화하기 시작하여 배반포기(blastocyst) 단계에 이르면, 내세포괴(Inner cell mass)가 형성된다. 이때, 내세포괴(Inner cell mass)로부터 얻은 세포는 인체의 거의 모든 세포로 분화가 가능한 전능성(pleuripotency)을 지녔다고 해서 이를 만능세포 혹은 배아줄기세포(embryonic stem cell)라고 한다. 동물의 배아줄기세포의 연구가 시작된 것은 1980년대 초(初)이지만, 인간의 배아로부터 얻은 배아줄기세포의 연구가 시작된 것은 1990년대 말경(末境)이다. 배아줄기세포는 줄기세포의 요건을 완벽히 갖추었다는 점에서 꿈의 의학을 열어 줄 희망의 세포로 알려져 왔다. 즉, 줄기세포의 중요한 특성인 자가 증식의 능력이 뛰어나다. 일반적인 체세포는 자가 증식 능력이 매우 제한적이다. 그러나 줄기세포는 이론적으로 무한정 자가 증식하는 특성을 가지고 있는데, 배아줄기세포는 이처럼 자가 증식력에 있어서 매우 뛰어난 성질을 보이고 있다. 또 다른, 중요한 특성으로는 분화능을 들 수 있는데, 인체의 거의 모든 조직세포로 분화가 가능한 점이다. 문제는 배아줄기세포의 분화조절에 대한 기전을 모르기 때문에, 이러한 강력한 분화능력과 자가 증식 능력은 암(癌) 발생의 원리와 다를 바 없는 곤혹스러운 특성이 되고 있다. 배아줄기세포는 분화능이 뛰어나고 자가 증식 능력 역시 강력하다 보니, 원하지 않는 세포로 분화가 이루어지는 것이다. 이것이 기형종(teratoma)[51] 형성이라 해서 배아줄기세포임을 확인하는 방법으로 사용되고 있다. 반면에, 성체줄기세포는 기능과 발견된 조직에 따라서 골수유래 줄기세포, 지방유래 줄기세포, 신경줄기세포, 제대혈 줄기세포 등으로 매우 다양한 범위의 세포들이 있다. 또 기능적인 분류에 의해서 조혈모 줄기세포, 간엽줄기세포, 신경줄기세포 등으로 구분된다. 일반적으로 배아줄기세포에 비해 성체줄기세포가 주목을 받지 못한 것이 사실인데, 이는 성체줄기세포가 갖는 제한적인 기능, 즉 줄기세포로서의 한계 때문이다. 성체줄기세포는 자가 증식력에서 배아줄기세포에 미치지 못한다. 분화능력에 있어서도 배아줄기세포와 비할 바가 못 된다. 성체줄기세포에 대한 많은 연구보고와

---

51) 기형종(teratoma)이란 조직학적으로 내배엽, 중배엽, 외배엽에서 유래하는 조직들이 모두 혼재하는 종양으로서, 배아줄기세포의 분화능을 확인하는 표시로 사용되고 있다. 기형종은 임상에서 성숙 및 미성숙 기형종이 있으며, 주로 난소나 고환에 많이 발생한다.

줄기세포로서의 특성들이 밝혀졌음에도 불구하고, 성체줄기세포의 줄기세포로서의 만족할 만한 기능과 역할에 대해서는 아직도 회의적인 견해가 많다. 애초에 성체줄기세포란 존재하지 않고, 단지 체세포의 역분화 현상에 의해서 줄기세포의 특성들을 일시적으로 획득하였다고 보는 견해와 함께, 인체에는 극소수의 줄기세포가 존재하고 있다는 주장이 있다. 이렇게 극소수의 줄기세포를 분리하여 배양하면 많은 수(數)의 줄기세포가 얻어지고, 이를 임상적으로 활용이 가능하다는 것이다. 제대혈 줄기세포의 경우 2000년대 초까지도 제대혈에는 줄기세포가 존재한다는 주장과 존재하지 않는다는 주장이 팽팽하였다. 그러다가 2003년 말(末)에서야 Oscar K. Lee에 의해서 제대혈로부터 간엽줄기세포가 확립됨으로써 제대혈 줄기세포의 존재를 인정하는 계기가 되었다.

그렇다면 왜 굳이 배아줄기세포와 같이 환상적인 능력을 지닌 줄기세포가 엄연히 존재할 뿐 아니라, 획득하기도 비교적 손쉽고, 또 임상적으로 활용하기에 충분한 양(量)을 얻을 수 있음에도 불구하고 배아줄기세포에 대한 반대가 심한 이유는 무엇인가? 더 나아가 배아줄기세포보다 불완전한 기능을 가졌다고 알려진 성체줄기세포를 연구해야 한다고 주장하는 이유는 무엇인가? 바로 윤리적인 문제 때문이다. 배아줄기세포의 연구가 안고 있는 태생적인 윤리문제가 배아줄기세포냐 성체줄기세포냐 하는 논쟁과 갈등을 낳고 있는 것이다.

배아줄기세포와 성체줄기세포 간의 윤리적 갈등에는 두 가지 핵심적인 요소가 작용하고 있는데, 먼저는 배아줄기세포 연구의 윤리적 취약성이다. 그것은 영국에서 일어나고 있는 이종배아(異種胚

芽)52)의 연구가 잘 말해 주고 있다. 이종배아란 인간과 동물을 교잡(交雜)시킴으로써 만든 인간 동물 배아를 말한다. 배아줄기세포의 연구는 체세포 핵치환53) 복제 배아줄기세포로 진행되고, 이는 궁극적으로 인간 복제와 이종배아 문제로 귀결되기 때문이다. 즉, 엄청난 생명윤리의 문제를 초래하고 사회적, 인류적 재앙이 도래할 수 있는 문제가 되기 때문이다. 또 하나의 요인으로 작용하고 있는 것이 성체줄기세포의 가능성에 대한 새로운 발견들이다. 최근 연구보고에 의하면, 체세포의 역분화54)에 의한 다분화능 줄기세포는 배아줄기세포와 유사한 분화능과 특성을 가지고 있다는 사실이 밝혀졌다. 즉 성체줄기세포의 분화능이 배아줄기세포에 유사한 능력으로 나타난 것이다. 최근 체세포를 역분화시켜서 얻은 다분화능 줄기세포(Induce Pleuripotent Stem Cells;iPS)55)56)의 획득은 성체줄기세포의 가능성을 활짝 열어 주고 있다. 이미 성체줄기세포인 제대혈 간엽줄기세포를 이용한 척수손상 환자의 임상실험이 시도되

---

52) 이종배아(異種胚芽)란 다른 종(種)끼리 교배하여 만들어진 배아(embryo)를 말하는데, 여기서는 사람과 동물로부터 만들어진 배아(embryo)이다. 즉, 동물 난자에다 사람 세포로부터 얻은 핵을 넣어서 수정시킨 경우 혹은 복제시킨 배아이다.

53) 체세포 핵치환(Nuclear Transfer)이란 난자의 핵을 제거하고, 체세포의 핵을 집어넣어 복제 배아를 만드는 과정을 말한다.

54) 역분화(逆分化, dedifferentiation)란 세포의 분화과정의 전 단계를 향해서 거슬러 올라가는 분화의 퇴행, 즉 분화과정을 거꾸로 가는 것을 말한다. 모든 세포는 배아발달과정에서 줄기세포로부터 분화과정을 거쳐 형성되는데, 성인에서는 일정한 세포로 분화되기로 결정된 원시세포에서 특정한 세포로 분화가 이루어지는 것으로 알려졌다.

55) Cell. 2007 Nov 30; 131(5): 861－72. Induction of pluripotent stem cells from adult human fibroblasts by defined factors. Takahashi K, Tanabe K, Ohnuki M, Narita M, Ichisaka T, Tomoda K, Yamanaka S.

56) Nature. 2008 Jul 31; 454(7204): 646－50. Pluripotent stem cells induced from adult neural stem cells by reprogramming with two factors. Kim JB, Zaehres H, Wu G, Gentile L, Ko K, Sebastiano V, Araúzo－Bravo MJ, Ruau D, Han DW, Zenke M, Schöler HR.

었다. 성체줄기세포를 이용한 임상적인 활용에 대한 연구는 세계적
으로 활발히 이루어지고 있다. 국내에서도 골수간엽줄기세포를 이
용한 척수손상 치료제의 임상실험이 진행되고 있고, 뇌경색에 대한
골수줄기세포의 임상실험도 진행 중이다. 국내외에서 성체줄기세포
를 이용한 임상적 응용연구가 활발히 이루어지고 있다는 사실이
말해 주듯이, 성체줄기세포는 배아줄기세포의 특성에 다가간 다분
화능을 소유한 세포이다. 이러한 배경들은 배아줄기세포와 성체줄
기세포 연구 간의 윤리적 갈등을 심화시키는 요인들로서 현대의학
은 갈수록 이러한 윤리적 딜레마를 피할 수 없는 상황에 직면하고
있다.

둘째, 배아줄기세포가 안고 있는 윤리적인 딜레마이다. 가장 먼
저 배아줄기세포는 종양 발생의 위험성이라는 과학적 한계를 안고
있다. 배아줄기세포는 분화능이 뛰어난 반면에, 아직 분화를 조절
할 수 있는 기술을 확립하지 못한 상태이다. 따라서 배아줄기세포
는 종양, 즉 암(癌) 발생의 위험성을 항상 내포하고 있다. 성체줄기
세포는 분화능에 있어서 배아줄기세포에 못 미치지만, 종양 발생의
위험성이 낮기 때문에 사람에게 직접 사용한 사례(事例)들이 많이
있다. 그러나 배아줄기세포를 인간에게 사용해 보았다고 하는 사례
는 전무하다. 배아줄기세포는 인간에게 사용하기에는 그 위험성이
너무 큰 것이다. 아마 배아줄기세포의 암 발생의 위험성을 근본적
으로 해결하기 위해서는 분화기전(分化機轉)과 암 발생 과정에 대
한 신비가 완전히 밝혀져야 할 것이다. 최근에 성체줄기세포도 암
발생과의 관련이 있다고 알려졌으나[57] 성체줄기세포인 간엽줄기세

---

57) Osteosarcoma development and stem cell differentiation. Clin Orthop Relat Res.

포가 암 발생을 억제한다는 연구보고도 있다.[58]

또한, 배아줄기세포는 생명체 파괴를 전제로 해야 한다는 생명윤리적 딜레마를 안고 있다. 수정란은 약 6～7일간의 분열을 거쳐서 자궁에 착상하기 전에 배반포를 형성한다. 배아줄기세포는 수정란이 착상하는 단계인 배반포기(blastocyst)의 배아로부터 얻어진 세포이다. 따라서 배아줄기세포란 다른 말로 하면 인간의 생명체인 배아를 희생물로 하여 얻는 세포인 것이다. 여기에 결정적인 생명윤리적인 모순이 있다. 배아줄기세포를 얻고자 하는 목적은 인간의 건강과 유익을 위해서이다. 그런데 그 목적을 달성하기 위해서 또 다른 인간의 생명을 희생한다는 것은 모순인 것이다. 인간의 욕심을 위해서 인간을 희생하는 행위이며, 질병을 고치기 위해 한 생명을 죽이는 행위가 된다. 배아줄기세포를 옹호하는 사람들의 주장은 대개 인간의 생명을 언제부터 정의(定義)할 것인가 하는 문제를 들고 나온다. 즉, 그들의 주장은 인간의 생명을 난자와 정자가 수정을 한 순간부터가 아니라, 원시선(primitive streak)이 나타나기 시작하는 수정 후 14일째부터라고 말한다. 그러나 인간의 생명은 수태된 순간부터이다. 인간의 생명은 수정(受精)과 동시에 일련의 과정을 거치면서 한 인간으로 성장 발달해 가는 것이지, 수정 후 14일을 기준으로 14일 이전까지는 인간생명이라 할 수 없다가, 14일을 이후부터 인간생명이 되고 하는 것이 아니다. 더 나아가, 수정 후 60～70일째부터 뇌가 형성된다고 해서 이때부터 인간생명으로

2008 Sep; 466(9): 2114－30. Epub 2008 Jun 18.
58) The growth inhibitory effect of mesenchymal stem cells on tumor cells in vitro and in vivo. Cancer Biol Ther. 2008 Feb; 7(2): 245－51. Epub 2007 Nov 14.

보아야 한다고 주장하는데 이러한 주장은 자의적인 것으로서 설득력이 없다. 인간의 생명은 엄연히 수태된 순간부터이다. 배아줄기세포의 연구와 임상적인 활용을 위해서는 이러한 생명윤리의 문제가 해결되어야 하는데, 배아를 희생하지 않고도 배아줄기세포를 획득할 수 있는 길은 없다. 따라서 생명윤리적으로 아무런 문제가 없는 성체줄기세포에 주목할 수밖에 없는 이유가 이 때문이다.

뿐만 아니라, 배아줄기세포가 질병치료에 활용되면 더 큰 의학적, 윤리적, 사회적 문제에 직면할 수 있다. 배아줄기세포가 꿈의 의학으로서 자리를 잡아 난치병과 불치병을 치료하는 환상의 세포로 활용되는 현실이 되면, 문제는 보다 심각해질 것이다. 이유가 무엇인가? 배아줄기세포가 난치병의 치료제로 개발되면 대개 제약회사나 배아줄기세포 은행에서는 비싼 가격으로 공급하게 된다. 그러나 사람들은 보다 쉽고 저렴하게 치료제를 얻고자 하는 유혹을 받게 된다. 어떻게 보면, 배아줄기세포는 누구나 쉽게 얻을 수 있는 세포이다. 수정란이 자궁에 막 착상할 시기의 초기임신에서 배아조직을 채취하고, 내세포괴(Inner Cell Mass)를 분리해 내면 얻을 수 있기 때문이다. 즉, 임신이 정당한 목적에서 벗어나 배아줄기세포를 얻을 목적으로 이루어질 수 있다는 것이다. 또, 정상적인 임신이라 할지라도 언제든지 배아줄기세포가 필요하면 임신중절이 이루어지고 배아줄기세포를 채취하는 행위가 비윤리적으로 이루어지게 된다. 여기에서 멈추지 아니하고, 더 우려되는 부분은 배아줄기세포를 필요한 장기조직으로 분화시키고자 하는 고도의 의학적 기술이 자궁 내에서는 일상으로 일어나는 자연스러운 과정이라는 점이다. 즉, 배아줄기세포를 특정의 세포, 예를 들면, 척수신경으로 분화를 유도하여 환자에게 투여하고자 할 때, 의사나 과학자, 그리고 환자는 보다 손쉽게 척수신경으로 분화가 이루어지는 세포를 얻으려고 할 것이다. 결국, 초기임신의 배반포(blastocyst)만을 필요로 하던 단계에서, 점차로 신경관이 형성된 단계, 뇌척수 신경이 형성되는 단계로 영역이 확대되면서, 태아는 난치병 치료를 위한 희생물이 될 수 있다. 태아가 가지고 있는 뇌 조직, 척수신경, 심근조직, 태아의 초기안구, 청각기관 등이 난치병 환자들에게 매력적인 재료가 될 수 있다는 것이다. 이렇게 되면 임신의 의미는 치료용 세포를 얻기 위한 방편이 될 수 있다. 또, 젊은 부부가 단지 경제적인 이유로 아기를 갖고, 이를 난치병 치료용으로 판매하는 행위가 가능할 것이다. 또, 치료용 아기를 갖기 위해서 늦은 나이에 부부가 임신을 시도하거나, 치료용 아기를 임신할 목적의 대리모 등 성(性)윤리가 무너지고, 가정의 순결이 깨지는 현상이 발생할 수 있다. 아마 이런 상황이 오게 되면, 지금은 산부인과가 비인기 과목이지만, 그때는 최고의 수익과 인기를 누리는 과(科)로 부상할 것이다.

나아가, 배아줄기세포는 면역학적인 한계를 극복하기 위해서 필연적으로 체세포 복제로 얻은 배아를 사용하게 될 것이다. 배아줄기세포가 아무리 분화능이 뛰어나고, 또 원하는 세포나 조직으로 분화를 자유롭게 유도하는 기술이 개발된다 할지라도 면역학적인 문제가 남아 있다. 따라서 이를 극복하기 위해서는 필연적으로 환자의 체세포 복제 배아를 사용해야 한다. 환자의 체세포 복제 배아로부터 줄기세포를 얻고자 할 때 여러 가지 문제점이 있다. 우선은 환자의 체세포를 복제하여, 복제된 배아로부터 줄기세포를 얻는 일은 매우 힘든 일이기 때문이다. 황우석 박사가 약 2000개의 난자를 사용하고도 체세포 복제 배아줄기세포를 확립하지 못했다는 사실은 이것이 얼마나 어려운가를 짐작하게 한다. 체세포 복제 배아를 위해서는 우선 수많은 난자를 사용해야 한다. 젊은 여성들로부터 난자 채취를 위한 배란 유도 주사를 하고, 난자를 채취하는 과정에서 겪는 어려움도 어려움이지만, 한 사람의 환자를 위한 체세포 복제 배아줄기세포를 얻기 위해서 필요한 난자의 수(數)가 수백 개 내지는 수천 개라고 한다면 현실적으로 적용 불가능한 일인 것이다. 또, 환자의 체세포에도 문제가 없는 것은 아니다. 환자의 나이가 많거나, 건강상태가 좋지 않은 경우 등 체세포의 상태는 체세포 복제 즉, 체세포핵 치환 과정에서 외부적인 충격이나 손상이 가해짐으로써 체세포핵 치환 복제 배아의 성공률에 영향을 줄 수 있다. 이렇게 복잡한 조작에 의해 만들어진 복제 배아는 유전학적으로 결함을 안고 있는 경우가 많다. 체세포 복제 배아줄기세포의 경우도 설령 기술적인 한계를 충분히 극복하였다고 할지라도, 질병치료에 이용되는 현실이 되면 수많은 사회적, 윤리적 문제에 직면할 수 있다. 환자들은 자신에게 맞는 맞춤형 줄기세포를 얻기 위해서 체세포 복제 배아를 필요로 할 것인데, 이는 곧 난자를 제공해 주는 여성을 필요로 하게 되고, 복제 배아의 자궁 내 착상이 필요한 시기가 올 수도 있다. 즉, 분화단계의 체세포 복제 배아줄기세포를 얻기 위해서 복제 배아의 자궁 내 착상을 시도하고, 자궁 내에서 분화 발달한 배아나 태아를 이용하게 된다. 이는 결국 복제인간의 문제로 귀결될 수밖에 없다는 결론이다. 정부나 감독기관에서 아무리 철저하게 감시한다고 할지라도, 과학자들의 양심과 호기심, 윤리의식을 우리는 전적으로 신뢰할 수 없는 것이다. 체세포 복제에 의한 배아줄기세포의 연구는 그 종착역이 복제인간의 문제인 것이다. 영화 <아일랜드>에는 공장형 복제인간이나온다. 복제인간은 부부 사이의 체세포 핵치환 배아의 시험관 임신과 자궁 내 착상에 의해서 나올 수도 있을 것이다. 복제인간은 <아일랜드>에서와 같이 질병치료 목적의 임신이며, 질병치료에 희생될 태아이고 더 나아가서는 손상된 장기를 대체할 목적의 신생아로 우리 곁에 다가올지도 모른다.

종국에는, 체세포 핵치환에 의한 복제 배아줄기세포를 얻기 위해서 이종 간 교잡(異種間 交雜)에 의한 배아를 얻게 될 것이다. 여성의 난자를 수백 개 수천 개씩 구할 수 없게 되자 과학자들은 동물의 난자를 사용하는 연구를 시작하였다. 영국 의회는 2008년 10월 19일 세계 최초로 동물의 난자나 배아에 사람의 유전자(DNA)를 넣어 줄기세포를 추출하는 이종(異種) 배아 제조를 허용한다고 하였다. 영국의 배아연구 및 불임치료 감독기관인 수정배아관리국(HFEA)은 파킨슨과 알츠하이머 등 불치병 치료를 위해 이같은 연구를 허가해 줄 것을 신청한 런던 킹스 대학 연구팀과 뉴캐슬 대학 연구팀에 1년 기한의 연구 허가를 내준 것이다. 그런데, 이종배아는 '반인반수'(半人半獸) 인간의 탄생을 우려하게 만든다. 우리나라는 현재 생명윤리법을 통해 동물 난자를 이용해 인간 복제 배아를 만드는 행위를 일절 금지하고 있다. 그러나 영국에서는 실제 2008년 10월 뉴캐슬대 연구팀에 의해 암소 난자에서 유전 물질을 주입한 뒤 사람의 피부세포에서 추출한 DNA를 주입해 이종 배아를 만드는 데 성공했다. 이종배아가 인간 유전자의 특성을

99.9% 갖고 있다고 하더라도 동물 난자의 세포질에 혼입돼 있는 미토콘드리아에 의한 0.1%의 동물 특성이 어떤 부작용을 일으킬지는 아무도 모른다. 따라서 이종배아 허용은 인간과 동물의 경계를 허무는 위험한 발상인 것이다. 생명윤리법에서 이종배아를 자궁 내 착상시키는 것을 엄격히 막고 있기는 하지만, 만약 이종배아의 자궁 내 착상이 이루어지고, 이종배아가 인간으로 탄생하게 된다[59]면 이는 실로 심각한 혼란을 야기하게 될 것이다.

결과적으로, 이종배아란 인간과 동물을 교잡(交雜)시킴으로써 만든 인간-동물 배아를 말한다. 과학자들은 이종배아가 단지 배아줄기세포를 얻기 위한 수단이며, 이를 통해 알츠하이머 등 불치의 병을 고칠 수 있는 희망을 얻게 되었다고 주장한다. 그러나 이것은 과학이 인간에게 가져올 재앙임에 틀림없다. 이종배아의 허용은 곧 인간과 동물의 성질을 지닌 복제인간 출현을 예고하는 것이다. 인간 복제 배아줄기세포의 연구는 이미 자체적으로 갖고 있는 한계로 인하여 종국에는 인간 복제로 귀결되고 사회적으로 생명윤리의 혼란을 초래하게 될 것이다.

:: 과학적 한계에 부딪힌 현대의학

제임스 르 파누는 그의 저서 『현대의학의 역사』에서 1941년 페니실린의 발견으로부터 시작된 현대의학의 성공에 기여한 열 두

---

59) 2004년 10월 제대혈 간엽줄기세포를 이용한 척수손상환자의 임상실험이 저자의 연구팀에 의해서 시행되었고, 상당한 반응을 확인한 바 있다. 참고, 척수손상에 대한 임상실험.

번의 결정적 계기들을 소개하였다.[60] 그것은 페니실린을 비롯한 코티손, 스트렙토마이신, 클로르프로마진과 같은 신약의 탄생과, 고펜하겐의 폴리오 대유행시에 시작된 집중치료의 탄생, 개심술, 신장이식, 고관절 수술을 꼽았다. 그리고 예방의학의 승리와 소아암의 치료, 시험관아기, 그리고 헬리코박터의 발견 등이라고 하였다. 이것들은 현대의학의 번영을 불러온 계기가 된 사건들로서, 현대의학은 1940년 중반부터 약 30년간 전후(戰後)의 놀라운 번영기를 누리게 된다. 그리고 번영을 주도한 의학적 배경에는 임상과학의 발달과 신약의 풍요, 기술의 승리와 같은 요인들이 있었다. 그러나 1970년 말이 되면서 이 동력은 소진되고 지적 공백상태가 만들어졌다. 1970년대 이후 의학의 번영과 발전에 대한 낙관주의가 종말을 고했다고 하는 증거는 첫째, 의학이 할 수 있는 일은 다하고, 이제 더 이상 할 것이 없어졌다는 것이다. 질병의 고통은 상당 부분 사라지고, 삶은 최대한으로 연장되었다. 유아사망률은 줄어들만큼 줄어들었다. 두 번째는 서구의학이 무엇보다 관심을 두고 있는 노화에 따른 질병에 대해서 더 이상 의학적 진보가 이루어질 여지가 적어진 것이다. 노화에 따른 질병이란 고관절염, 동맥경화증, 암이나 순환계 장애와 같은 질병이다. 그런데 이들 질환에 대한 진보는 크게 변하지 않은 것이다. 또 이후로도 쉽게 진보가 이루어질 가능성이 크지 않다. 세 번째는 의학의 많은 중요한 진보가 우연과 행운에 의존하였기 때문에 불가피하게 진보의 속도가 떨어질 수밖에 없다는 것이다. 이상의 세 가지가 의학의 계속된 진보를 막고 있는 장벽인 것이다. 이러한 현상이 1970년대 말부터 시작되

---

60) 제임스 르 파누 지음. 조윤정 옮김. 현대의학의 역사. 아침이슬. 2005. pp.482 - 492.

었는데 의학의 진보라는 급행열차는 번영기의 성과로부터 추진력을 얻고 있었다. 그러면서, 다양한 방법으로 진보를 막고 있는 장벽들을 극복하고자 하였다. 진보를 막고 있는 장벽들을 극복하는 방식이 오늘날 현대의학의 어두운 모습으로 나타나고 있다.

첫째, 뻔한 의학적인 문제에 대해서도 새로운 검사기술이 남용되었다. 위통이 있는 모든 사람에게 내시경 검사를 실시하고, 두통이 있는 모든 사람에게 CT를 촬영한다. 이런 진단 기술을 적용할 수 있는 가능성은 사실상 무한하다. 제약회사들은 또한 신약의 부재에 대해서, 이전에 사용하던 것보다 비싸게 새로운 변형품을 만들어 내면 되는 것이다. 이런 신약들은 사용하기에 조금 더 간편하고, 부작용이 약간 적다는 것을 제외하고는 효과 면에서 나은 것은 없다. 둘째, 효과적인 치료의 부재를 복잡하고 값비싼 전략으로 뛰어 넘는 것이다. 뇌성마비를 예방하기 위하여 전자태아감시장치가 개발되어 적용되었는데, 사실상 뇌성마비의 발생률은 오히려 증가하였다. 세 번째는 질환을 예방하여 새로운 치료법의 부재를 극복하고자 하는 것이다. 이것이 곧 사회이론이다. 마지막으로, 신유전학이 인간의 건강과 질병문제를 해결할 것이라는 약속이었다. 이러한 시도를 하는 과정에서 현대의학은 어떠한 상황을 마주하게 되었는가? 의사들은 현대의학에 대한 환상에서 깨어나고, 활력을 잃게 되었다. 의학이 발달하였지만, 건강을 염려하는 사람들은 더욱 늘어났다. 그리고 현대의학에 실망한 많은 사람들이 대체의학을 찾기 시작하고 있다. 또 보건의료비용의 증가는 악순환을 하면서 증가하고 있다.

의학의 진보라는 급행열차가 장애물을 극복하고자 시도하는 첫 번째 방법이 현대의학에 얼마나 널리 퍼져 있는 문제인가를 지적

한 책이 와르크 블레호의 『없는 병도 만든다』이다.[61] 그는 이 책에서 말하기를 "건강산업은 과거에 이룩한 엄청난 성장세를 유지하기 위해서 어쩔 수 없이 건강한 인간을 의학적으로 끈질기게 걸고넘어진다. 현재 그러한 사례가 점점 늘어나는 추세이다. 전 세계적으로 영업망을 구축하고 있는 대형제약회사와 국제적인 의사단체가 건강을 새롭게 규정하고 있다. 이로 인해 인간의 삶에서 자연스럽게 일어나는 변화 현상과 정상적인 행동양식이 병적인 현상으로 체계적으로 변하고 있다. 제약회사는 질병 고안자가 허위로 온갖 질병을 만들어 내는 데 자금을 지원한다. 그리고 이런 식으로 자사 상품을 팔기 위한 새로운 시장을 만들어 낸다."고 하였다. 이 책이 말하는 바는 한마디로 "질병을 발명하는 오늘의 약품과 치료, 현대의약학은 당신이 병자이길 원한다."라는 책의 부재가 말해 주듯 오늘날의 제약 산업의 그림자를 들추어내고 있다. 호주 약리학자들에 따르면, 질병을 대상으로 한 거래행위는 다섯 가지 유형이 있다고 한다.[62] 그것들은 인간의 삶에서 나타나는 정상적인 과정을 의학적으로 문제가 있는 것으로 만들어 상품화하는 것, 개인적인 문제와 사회적인 문제를 의학적인 문제로 만들어 상품화하는 것, 위험요소를 질병으로 간주하여 상품화하는 것, 희귀증상을 고질병으로 만들어 상품화하는 것, 가벼운 증상을 중병의 전조로 상품화하는 것들이라고 지적하였다.

이제 현대의학은 한계에 직면해 있다.[63] 현대의학은 이미 그 종

---

61) 와르크 블레호 지음. 배진아 옮김. 없는 병도 만든다. 생각의 나무. 2004. p.13 - 38.

62) Moynihan, R. Selling sickness; the pharmaceutical industry and disease mongering. British Medical Journal. 324; 886 - 891, 2002.

63) 에드워드 골럽 지음. 예병일 옮김. 의학의 과학적 한계. 몸과 마음. 2002.

말과 한계를 드러내고 있다. 의학의 발전이 영속적이고 무한정 계속되리라는 믿음은 과학자들과 일부 사람들에게 아직 사라지지 않았다. 그리고 그 믿음은 과학자들의 뇌리 속에 밤하늘의 별처럼 빛나고 있는 소망이기도 하다. 과학기술이 발달하면 인간은 생명체를 만들고, 생명을 연장시키는 각종 치료약의 개발이 현실화될 것으로 생각한다. 인간 유전체 연구와 줄기세포, 천연물 추출물에 의한 새로운 항암 신약의 연구, 나노기술의 발달에 따른 최첨단 의료기기의 개발 등은 조만간 놀라운 성과를 선보일 것이다. 그러나 가공할 과학기술의 발전에도 불구하고 과학이 인간의 삶과 미래에 희망을 주고, 인간의 행복을 보장하는 길이라고 믿는 믿음은 이제 서서히 무너지고 있다. 과학이 영원한 진리의 표상이라고 믿는 믿음은 더 이상 과거와 같이 절대적인 사실로 받아들여지지 않고 있다.

해결책은 무엇인가?

:: 인문학적 성찰능력을 회복하자

그렇다면, 현대의학이 지향해야 할 새로운 방향은 무엇이어야 하는가? 인문학적 성찰능력을 회복한 과학연구로 나아가야 한다. 철학을 회복한 과학기술로 발전되어야 한다. 인간을 위한 산업, 인간을 위한 과학기술, 환자를 위한 의료기술로 나아가야 할 것이다. 인문과 과학의 통합, 이것이 미래 의학연구의 방향이 되어야 한다. 우리는 인문학과 과학이 어떻게 통합적으로 발전하고 공동의 작업을 수행할 수 있는가 생각할 수 있다. 일차적으로 이것은 의과학자나 의학자가 자신의 분야에서 끊임없이 인문학적으로 성찰하고 비판하며, 질문함으로써 가능하다. 즉, 과학자가 인문학적 성찰 능력을 회복할 때 가능하다. 이는 의학교육 과정이나 학위과정에서 과학연구와 병행하여 생명윤리의 문제, 의철학의 문제 등을 사고(思考)하고 비판함으로써 이루어지는 일이다. 따라서 향후 의학의 미래는 의학교육 과정에서부터 조정되어야 할 것이다. 인문사회의학을 의학교육에 도입하여야 한다. 두 번째는 과학적 연구에서 실험과 사유를 병행하는 연구모델을 생각할 수 있다. 이러한 연구모델을 이미 수행하였고, 실험연구의 현장에서 훌륭하게 발전시키고 있는 예가 미셸 모랑쥬[64]이다. 그는 분자생물학의 발달과정을 실험과 사유의 관점에서 해석하였는데, 끊임없이 생명현상에 대한 사유와 이를 실험실에서 입증하는 과학자의 작업을 과학사적으로 다루고 있다. 과학연구에서 사유(思惟)란 생명현상에 대한 과학적 호기심을 포함하여, 그 실험연구가 미치게 될 사회적, 윤리적 결과에 대한 것, 그리고 실험연구 과정에서 발생할 수 있는 제반 문제를 추론해 나가는 것이다. 과학연구는 기술과 호기심에 근거한 실험이 전부가 아니다. 생명에 대한 경외심과 사회에 대한 성실한 책임감으로 접근하는 사유의 과정이 있어야 한다. 현대의학의 미래는 바로 사유를 병행한 과학연구로 나아가야 할 것이다.

과학연구에서 인문학적 성찰 능력을 회복한다는 것은 매우 실제적인 문제이기도 하다. 과학 연구자가 연구의 목적뿐만 아니라, 연구의 구체적인 수단과 방법, 연구결과가 생명과 윤리, 그리고 사회에 미칠 영향에 대해서 철학적으로 사유할 수 있는 것이다. 그리고 과학연구의 방향과 선택에 있어서도 철학적 사유와 가치관이 분명해야 한다. 과학과 학문은 가치중립적이라는 말은 매우 무책임한 말이다. 인문학적 성찰이 현대의학의 모든 연구와 의료영역에서

---

64) Michel Morange 과학사(科學史)가이며, 스트레스 분자생물학 연구 그룹의 소장으로서 파리에서 연구하고 있다. 많은 과학사 연구결과를 내고 있으며, 특히 『실험과 사유의 역사 분자생물학』이라는 저서에서 실험과 사유를 병행하는 연구모델을 제시하였다.

매우 실제적이라는 증거를 우리는 배아줄기세포의 연구를 통해서
확인할 수 있다.

:: 인간이 절대가치이고 목적이다

과학기술 중심의 사고와 기계론적 의학의 패러다임에서 인본주
의적 패러다임으로의 전환이 필요하다. 그동안 인류는 서구식 과학
적 연구와 그로 말미암은 기술의 혁신과 치료제에 대한 환상을 지
니고 있었다. 그러나 현대의학의 한계는 그러한 환상에 대하여 진
지한 질문을 던지게 하고 있다. 이제는 더 이상 과거 페니실린의
발견과 같이 전염성 질환에 대한 특효약이 개발되고, 죽어 가는
환자를 극적으로 살리는 경이로운 치료제나 의료기술을 기대하기
란 어렵다는 사실에 동의해야 한다. 오히려 건강과 질병에 대한
기존의 개념이 환상에 치우쳤음을 인정해야 한다. 지나친 의과학
기술에 대한 맹신과 의학에 대한 종교적 신념을 재고해 보아야 한
다. 기술 중심의 의학에서 인간 중심의 의학으로 패러다임의 변화
가 일어나야 한다. 첨단 의료장비를 더욱 개발하고 도입하고 적용
해야만 건강의 수준에 이른다는 패러다임에 전환이 일어나야 한다.
첨단의료장비는 의료에 있어서 수단의 일부이고, 약물과 수술과 처
치는 환자의 치유과정을 돕는 조력자임을 깊이 인정해야 한다. 약
물보다는 식생활과 습관에, 수술보다는 재활과 적응에, 첨단의료장
비의 도움보다는 의사의 손길과 경험에, 검사실의 데이터에 의존하
기보다는 환자의 말과 고통의 신호에 좀 더 가까이 다가서고자 하

는 인본주의의 회복이 도래(到來)해야 한다. 그렇지 아니하고는 기계문명의 노예로 전락한 인간처럼, 환자나 의사는 의료기술과 약제와 기기의 노예로 전락하여 진정한 의미의 의료는 실종되고 말 것이다. 자본에 종속된 제약 산업과 의료 산업의 횡포로 인하여 의술은 지나친 상업화로 치우칠 것이다. 인간이 목적이고, 절대가치라고 하는 인간 중심의 가치관이 상실될 때, 인간은 과학기술의 노예가 된다. 가치관의 부재에서 의학은 자본의 시녀가 되고, 의술은 상술(商術)로 전락한다. 인간은 다른 어떤 것을 위해 희생되거나, 다른 무엇과 비교하여 그 중요성이 덜하다고 여겨지는 상대적 존재, 수단적 존재가 아니다. 인간은 '목적 자체로서의 인간'이다. 강영안은 그의 저서 『도덕은 무엇으로부터 오는가』라는 책에서 다음과 같이 말한다.[65] "모든 존재가 가격을 가지거나 존엄성을 가진다. 가격을 가진 것은 같은 값을 가진 등가물로 대치가 가능하다. 그러나 가격을 초월한 것, 따라서 어떤 등가물도 허용하지 않는 것에는 오직 존엄성만 있을 뿐이다. 인간은 도덕적 - 실천적 이성 주체인 인격으로서만이 모든 가격을 초월한다. 왜냐하면 도덕적 주체로서 인간은 스스로 세운 목적에 대해서도 결코 수단으로 머물지 않고 언제나 목적 자체로 평가되어야 하기 때문이다. 인간은 절대적 내면적 가치인 존엄성을 지닌다." "유용성의 가치 즉 상대적 가치를 지닌 사물들과 반대로 칸트는 도덕적 선의지 또는 선의지의 주체인 인격에 대해서는 절대적 가치를 부여한다. 인격은 그 자체로 가치를 가지고 있으며 어떤 다른 무엇과 대치할 수 없는 절대적 가치를 지닌다. 인격은 그 현존 자체가 절대적 가치를 가

---

65) 강영안, 도덕은 무엇으로부터 오는가, 소나무, 2000, pp.104 - 106.

진 존재라는 것이다. 인격의 가치는 수단적 가치가 아니라 목적적 가치이다."

이러한 가치관의 확립은 이미 의학교육 과정에서 형성되어야 하는 교육의 문제이다. 그런데 오늘날 의학교육은 가치관의 문제에서 중립을 선언하고 있다. 대부분의 대학에서 교육이란 가치중립적인 것으로 보편화된 생각을 하고 있는데, 의학만큼 인간 중심의 절대 가치를 세우지 않으면 안 되는 분야가 없다. 가치관의 문제에 중립적인 입장을 취한다는 것은 정신과 마음을 잃은 과학기술주의의 치명적인 폐해인 것이다. 과학주의와 논리실증주의의 영향을 받은 현대과학은 과학적 방법과 과학적 사실이란 철저히 주관성을 배제한 객관적 사실을 물리적 언어로 기술한 것이라고 정의한다. 이러한 과학적 물리언어로 기술된 것만이 모든 편견과 이론을 배제하고 사실로서 인정받을 수 있는 것이라고 하였다. 이러한 과학주의, 논리실증주의가 현대과학에서 가치중립적인 입장을 견지하게 한 철학적 배경이다.[66] 그러나 최근 과학철학에서는 논리실증주의를 비판하고 있는 학자들이 있는데, 물리언어로 기술된 과학적 사실이라도 그것은 이미 해석학적 과정을 거친 것이라고 하였다. 더 나아가, 마이클 폴라니와 같은 철학자는 과학적 지식에도 인격의 영역이 병행해야 한다고 하였다. 즉, 객관주의를 넘어 인격적 지식으로 나아갈 것을 권면하였다.[67] 화이트헤드는 교육에 있어서 논리실증주의와 대립되는 입장을 분명히 밝혔다.[68] 그는 그의 저서 『교육의

---

66) 강영안. 인간의 얼굴을 가진 지식. 소나무. 2002. p.78.

67) 같은 글. p87

68) 알프레드 노스 화이트 헤드 지음. 오영환 옮김. 교육의 목적. 2004. pp.63 - 64.

목적』이라는 책에서 이렇게 말했다. "우리는 인류문명의 여명기로부터 그 어느 시대에도 통용되어 오던 교육적 이상에 관한 고전적 요약에 만족할 수 있을 것 같다. 교육의 본질은 그것이 종교적이어야 한다는 데 있다. 종교적 교육이란 학생들에게 의무감과 존경심을 가르치는 교육이다." 그 교육학자는 말하기를 "우리가 경박하게 타성적으로 처리해 온 결과로 나타난 한 나라의 청년 교육에 관한 심각성, 엉망이 된 생활, 무너진 희망, 국가의 쇠퇴 등을 전체적으로 놓고 생각할 때, 누구나가 치솟는 분노를 억제할 수 없다. 현대 생활에서 훈련된 지성을 중요하게 평가하지 않는 민족은 멸망할 수밖에 없는 운명에 놓인다는 철칙은 절대적인 것이다."라고 한다.[69]

결론적으로, 의학에서 다루고 있는 질병과 건강의 문제는 근본적으로 인간을 그 대상으로 하고 있다. 그런데 절대가치와 존엄성을 지닌 인간이 목적이 되고, 절대적 가치가 되어야 하는데, 이러한 가치관이 흔들릴 때 인간은 다른 것의 수단이 되거나, 다른 가치를 위해 희생되는 결과를 초래한다.[70] 의료는 절대가치와 목적이 되는 인간에 대한 가치관 정립으로부터 시작되어야 한다. 그래야만, 상술(商術)이 의술을 대신하거나, 과학기술의 테크놀로지가 의사를 대신하는 일이 없이 의료는 진정한 가치를 발휘하게 된다. 인간의 존엄이 흔들릴 때, 환자는 치료의 대상일 뿐이지 인격적 존재로서 절대가치를 인정받지 못하게 된다. 이러한 가치관의 문제는 의학교육에서부터 시작되고, 의학교육 과정에서 정립되어야 한다. 대학교육은 충분히 가치지향적인 교육이 되어야 한다.

---

69) 알프레드 노스 화이트 헤드 지음. 오영환 옮김. 교육의 목적. 2004. pp.63 - 64.
70) 알프레드 토버 지음. 김숙진 옮김. 어느 의사의 고백. 지호. 2003.

:: 자연의학과 대체의학에 주목(注目)하라

　이제는 자연의학, 대체의학에 대한 새로운 조명과 접근이 필요하다. 환자들의 요구가 의료와 의학의 미래를 선도하고 있다. 환자들이 자연의학, 대체의학을 갈급해하는 이유가 무엇인가? 현대의학의 발전에도 불구하고, 현대의학이 줄 수 없는 무엇인가를 찾아 헤매는 환자들에게서 우리는 현대의학이 나아갈 방향을 감지해야 한다. 현대의학의 암 치료는 이미 한계에 이르렀다. 현대의학의 분과학적, 장기별 치료개념은 이미 판정패를 당하였다. 현대의학의 질병 치료개념은 오늘날의 만성병과 난치병의 영역에서 힘을 잃고 있다. 현대의학의 기계 기술 중심, 질병 중심, 병원 중심, 치료 중심의 접근방식에서 환자들은 인간미와 삶의 전체를 안아 줄 통합적이고 지속적이며 생활 가운데서의 돌봄을 갈급해하고 있다. 만약 현대의학이 기대한 만큼 무엇인가를 보장해 주었다면 우리는 미국의 의료가 실패한 이유를 설명할 수 없을 것이다. 미국의 의료보험제도 아래에서는 제대로 된 보험혜택과 의료혜택으로부터 소외된 사람들이 많다. 그럼에도 불구하고, 의료비 지출은 세계 최고이다. 반면에, 미국의 의료비 지출에 비해 1/30도 안 된 쿠바의 경우 환경과 예방과 같은 사회의학에 치중한 결과 미국과 대등한 국민 건강지표를 보이고 있다. 자연의학 혹은 대체의학에 대한 새로운 조명이라 함은 이러한 포괄적인 의학의 패러다임을 의미하는 것이다.

　의사들은 현대의학의 산물인 테크놀로지를 사용하여 과거 우리 조상들이 운명으로 받아들였던 고통으로부터 삶의 모든 부분을 해방시킬 것이라고 생각해 왔다. 만약 이것이 옳았다면, 미국인들은 당연히 과거 어느 시대를 살았던 사람들보다도 건강해야 할 것이다. 그러나 갈수록 테크놀로지와 의학에 대한 불안과 두려움이 증가하고 있는 추세이다. 그 결과 1990년에 이미 미국인 세 명 중의 하나가 현대의학에만 의존하지 아니하고, 한의학, 침술, 식이요법 등의 대체의학을 이용하였다. 천문학적인 비용이 대체의학에 지불되었다. 이는 현대의학이 환자들을 진정으로 만족시켜 주지 못했음을 말해 준다. 그동안 과학적 의학은 두 번의 세계대전을 거치면서, 의학적 승전보를 여러 차례 울렸다. 페니실린의 등장, 백신의 개발 등, 과학적 의학은 사람들에게 신뢰의 영역을 넘어서 과학적 의학에 대한 맹신에 가까운 지지를 얻게 되었다. 그런데 문제는 현대의학이 질병과 고통, 심지어는 죽음을 물리칠 테크놀로지를 과학에 기대하고 있다는 것이다. 동시에 이러한 과학적 의학이 추구하고 있는 방향과 목표, 그리고 그 한계에 대해서 한 번도 검토된 적이 없었다는 점이다. 과학적 의학의 패러다임에 사회는 무조건적인 지지를 보냈고, 의학은 산업과의 '의료−산업복합체'를 형성하여 부를 얻어 가기 시작하였다. 현대의학의 패러다임이 아무런 제지를 받지 아니하고 질주하고 있는 동안 보건의료산업은 꽃을 피우고 있었다. 그리고 테크놀로지가 주도하는 의학은 별다른 심사숙고의 과정도 없이 과거의 '보살핌(caring)'을 '치유(curing)'로 대체하고 말았다. 그러나 우리는 지금 대부분의 사람들이 이 둘 모두를 원하고 있다는 사실을 서서히 깨달아 가고 있는 중이다.[71] 우리가 자연의학과 대체의학에 주목해야 하는 이유가 바로 이것 때문이다. 현대 테크놀로지 의학이 외면하였던 부분이 우리에게 필요함을 알아 가고 있다.

---

71) 에드워드 골럽 지음. 예병일 옮김. 의학의 과학적 한계. 몸과 마음. 2002. pp.321−322.

현대의학에 종사하고 있는 의사들의 대부분은 대체의학, 자연의학에 대해서 거부반응을 나타낸다. 한 예로, 암(癌) 치료를 받고 있는 환자가 식이요법(食餌療法)을 병행한다고 말하면, 담당 의사는 그만두라고 말한다. 그러나 식이요법은 일종의 영양요법이기 때문에 암 환자에게는 매우 중요한 부분이다. 특히 항암치료를 받고 있는 경우라면, 식이요법은 항산화제나 천연물 성분을 통해서 치료 효과를 증진시키고 항암제의 부작용을 줄일 수 있다. 그런데도 많은 의사들이 식이요법은 교과서에 실려 있지 않은 비과학적, 비의학적이라는 결론을 내리고 부정하는 것이 일반적인 현상이다. 그런데 사실은 식이요법은 일종의 약초요법(herbal therapy) 혹은 생약요법(phytotherapy)인데, 이미 현대의학에서 사용하고 있는 약제의 대부분이 바로 천연물 약초에서 추출한 성분인 것이다. 세계인구의 약 80%가 현재 약초로부터 얻은 약품을 사용하고 있는 것으로 추정된다.[72] 오늘날 가장 많이 사용되고 있는 약품 120여 개를 포함하여, 모든 약품의 약 25%가 약초에서 추출한 성분을 사용하거나 포함하고 있다. 흔히 알려진 아스피린은 흰 버드나무(white willow)에서, 아트로핀은 벨라도나(belladona)에서, 콜친(cholchine)은 가을 크로커스(autumn crocus)에서, 디곡신은 디기탈리스(digitalis, foxglove)에서, 에페드린은 마황(ephedra)에서, 모르핀은 양귀비(opium poppy)에서, 탁솔(taxol)은 주목나무(yew)에서, 키니네는 기나피(cinchona)에서, 빈크리스틴(vincristine)은 빙카(periwinkle)에서 추출하였다. 특히 우리가 일상생활에서 섭취하는 식품에는 암을 억제시키거나 지연시키는 효과가 있으며, 합성화학제와는 달리 생체 내에서 항산화

---

72) 강길전 외. 대체의학의 이론과 실제. 가본의학. 2008. pp.83 - 84

및 항발암 등의 생리활성 작용을 나타내는 약이 되는 유용한 성분들이 많이 있다. 이처럼 식물은 항암 물질의 중요한 원천이 되고 있고, 많은 항암 물질 등이 바로 식물추출물에서 얻은 것이다.[73] 예를 들면 렉틴(lectin)은 단핵구를 통하여 종양괴사인자(TNF - a), 인터루킨 - 1의 생산을 증강시킨다. 렉틴은 항종양효과가 있고, 신생혈관 형성을 억제한다. 이러한 렉틴은 주로 겨우살이라고 불리는 상기생, 미꾸라지, 강낭콩 등에 많이 들어 있다. 암이 증식하기 위해서는 신생혈관이 만들어지는 과정을 거치는데, 신생혈관이 만들어지면 종양은 정상세포보다 빠르게 증식한다. 이러한 과정은 종양혈관신생인자(tumor angiogenic factors; TAFs)라 불리는 화학물질이 분비되면서 일어난다. 신생혈관을 저해하는 항신생혈관 인자의 대표적인 물질이 상어연골이다. 상어는 암에 걸리지 않는 동물로서 상어연골에 풍부한 당단백은 종양혈관 신생인자(TAFs)와 신생혈관 단계에서 필요한 단백질 분해효소의 일종인 콜라게네이즈(collagenase)를 억제하여 신생혈관을 차단한다.[74][75] 신생혈관억제물질로서 우르손(ursonic acid)이 있는데, 우르손은 백화사설초, 하고초, 비파엽 등에 들어 있는 천연물질이다. 특히 백화 사설초는 꼭두서니과에 속하는 식물로서 예로부터 간암, 위암, 직장암, 자궁암에 좋은 효과가 있다고 알려져 왔다. 우르손은 NF - kB의 활성도를 차단하여 암 증식을 억제시킨다. 우르손은 caspase 3을 통하여 암세포의 사멸(apoptosis)을 유도한다. 또한 세포주기 차단물질로서 에모딘은 알

---

73) BRM연구소 지음. 암세포가 사라졌다. 예일비알엠. 2007. p.284.
74) BRM연구소 지음. 암세포가 사라졌다. 예일비알엠. 2007. p.304.
75) 이영숙. 21세기 의학혁명 암은 정복된다. 제이프로. 1999. pp.424 - 425.

로에에 많이 들어 있는 천연물질이다. 알로에는 백합과에 속하는 다년생 식물로서 살균, 항궤양, 세포부활 작용이 있으며, 알로에의 성분 중 에모딘은 p53을 활성화하여 암세포주기를 차단하여 암세포의 증식을 막아 주는 것으로 알려졌다.[76][77][78] 그 외에 수많은 천연물질의 성분들이 암 발생과 전이, 신생혈관, 세포사멸과정의 신호전달계에 관여하는 생리활성물질로 밝혀져 있는데, 이러한 천연물 성분을 활용한 면역 활성 치료는 이미 세계적으로 차세대 암 치료의 희망으로 그 잠재력이 입증되고 있다. 세계는 지금 약초전쟁이라고 할 만큼 천연물(natural plant) 추출물에 비상한 관심과 노력을 기울여 연구에 몰두하고 있다. 중국은 국가적인 프로젝트로서 중서의학(中西醫學)의 통합을 꿈꾸며, 향후 세계를 중서의학으로 제패(制覇)한다는 야심찬 계획을 추진 중이다. 결국, 천연물을 이용한 신약물질의 개발이 우리 앞에 펼쳐진 현대의학의 새로운 접전지가 되고 있다.

:: 사회의학적 접근방식을 찾아라

에드워드 골럽[79]은 말하기를 "에이즈 바이러스에 오염된 주사바

---

76) BRM연구소 지음. 암세포가 사라졌다. 예일비알엠. 2007. p.306.

77) Surh. Y. J. Cancer chemoprevention with dietary phytochemicals. Nat. Rev. Cancer. 3: 768－780, 2003.

78) Deen Shieh, Yuan－Ying Chen, Ming－Hong Yen, Lien－Chai Chiang, Chun－Ching Lin. Emodin－induced apoptosis through p53－dependent pathway in human hepatoma cells. Life Science 74(2003) 2279－2290.

79) 에드워드 골럽 지음. 예병일 외 옮김. 의학의 과학적 한계. 몸과 마음. 2002. p.330.

늘이나 콘돔을 사용하지 않는 성행위가 에이즈의 전파와 감염률을 높인다는 사실을 우리가 알고 있음에도 불구하고 테크놀로지에 치료법을 기대하기로 결정한 것은 참으로 불행한 일이다. 카스는 '결핵을 비롯한 많은 질병들은 면역요법이나 항생제에 의해서가 아니라 공중보건에 의해 정복당했다.'고 이야기하였다."고 한다. 현대의학이 안고 있는 모순과 한계는 분명히 몇 가지 핵심적인 요소들로 설명되는데, 그 중에 하나가 바로 사회의학적인 측면이다. 의학은 사회적인 요인과 직접적으로, 혹은 간접적으로 서로 영향을 주고받는 관계이며, 이 둘은 불가분의 관계라는 사실을 직시하는 것은 매우 중요한 출발점이다. 여기서 의학과 사회가 서로 어떤 관계를 형성하고 있는지 짚어 볼 필요가 있다.

첫째, 질병 발생의 원인과 건강 증진에 있어서의 사회적 요인이다.

질병이 한 시대와 사회에 어느 정도 강력한 힘을 발휘했는가를 말할 때 우리는 중세 초기를 장식한 페스트를 예로 든다. 페스트는 14세기에 중앙아시아로부터 아시아와 유럽으로 전파되면서 카뮈의 『페스트』에 묘사된 것처럼 비참한 모습을 남겼다. 이때의 대유행으로 인해 유럽인구의 4분의 1인 약 2,500만 명에서 3,500만 명이 희생되었다. 19세기 이후 콜레라의 대유행도 인류를 공포로 몰아넣은 사건이었다. 그리고 최근 SARS와 AI, 그리고 광우병으로 인한 사회적 문제들을 보면 질병은 거대한 사회적 문제이며, 질병 발생과 유행에 사회적 요인들이 매개체로 작용하고 있음을 알 수 있다.[80] 질병 발생에 공중위생이라든지 빈곤과 같은 사회적 요인이 깊이 관여하고 있다는 견해가 19세기 유럽에서 일기 시작하여,

---

80) 예병일 지음. 현대의학 그 위대한 도전의 역사. 사이언스북스. 2004. p.51.

공중위생을 중요시하는 사회학적 경향이 형성되었다. 영국의 채드윅(Edwin Chadwick, 1800 - 1890)은 「1842년 위생보고서」에서 빈곤보다는 비위생적 생활환경을 질병 발생의 1차적 원인으로 파악하였다. 독일의 비르쇼(Rudolf Virchow, 1785 - 1865)는 의료가 국가의 복지의 일부가 되어야 한다는 개념을 도입하여 국가가 시민의 건강에 책임을 져야 한다고 주장하였다. 그는 솔로몬 노이만, 루돌프 로이부셔 등과 함께 의학개혁을 주장하면서 사회의학을 추구하였다. 이러한 사회의학적 개념은 통계학의 발달에 힘입어 사회적 현상에 대한 해석을 시도하였다. 19세기에 이루어진 미생물학의 발달도 예방의학의 발전에 기여하였다. 1850년 이후에는 서유럽의 상하수도가 개선되었고, 1860년대는 각 대학에 위생학 강좌가 개설되었다. 1870년대에는 식품에 관한 법규가 제정되었고, 1864년에는 러시아의 일부에서, 1884년에는 독일 정부에서 의료보험제도를 도입하였다. 미국의 경우는 1965년에야 메디케어 제도가 도입되었다.[81] 1980년대 현대의학의 성공적인 질주가 주춤하기 시작할 무렵, 현대의학의 중요한 구원투수로서 유전학과 사회이론이 등장하였다. 사회이론은 담배와 폐암과의 관련이나 심장병 발생과 식생활과의 관계, 암의 발생에 미치는 수질오염과 환경의 문제 등과 같은 일상생활 환경에서 질병의 원인을 찾고자 하는 노력으로서, 역학이 중심이 되는 역할을 하고 있다. 사회이론에 대한 부정적인 견해를 가지고 사회이론 무용론을 주장하는 이들도 없지는 않으나,[82] 생물학적인 요인과 함께 환경, 식생활, 습관이 질병에

---

81) 이재담 저. 의학의 역사. 위드. 2000. p.213 - 214.
82) 제임스 르 파누 지음. 조윤정 옮김. 현대의학의 역사. 아침이슬. 2005. pp.388 - 469.

직간접적으로 관여하고 있음을 부인할 수 없는 것이다. 사회이론을 강하게 부정하고 무용론을 주장하는 측은 주로, 의사가 환자를 개인적인 관점에서 진료하고 치료하는 의료행위 자체에 대한 고전적 가치를 소중하게 여긴다. 그래서 고전적 의사의 역할을 침범하여 강력한 영향력을 행사해 온 유전학이라든가, 사회이론에 대해서 강한 반발심을 가지고 있다. 의학은 원래 사회과학이라고 할 수 있는 만큼, 건강과 질병에 미치는 사회적, 환경적 요인은 중요하다. 이처럼 사회의학은 공공보건과 위생, 예방과 교육의 문제를 다루고 있으며, 더 나아가 사회적 시스템인 의료체계, 보험제도, 보건의료 정책과도 연계가 된다. 우리나라의 경우 의약분업과 의료보험제도, 의료전달체계 등이 사회의학적 논제들이 된다. 이처럼 개인의 식생활과 영양, 습관에서부터 물과 공기와 같은 환경문제, 공중위생과 예방, 보건의료정책에 이르기까지 현대의학은 다루어야 할 영역이 광대하다. 현대의학의 과학제일주의와 과학적 의학의 일방적인 지배에 대해서도 우리는 거부하지만, 의사와 환자와의 개인적인 의료행위에 대한 고전적 가치만을 고수하려는 입장도 경계해야 하는 것이다. 건강과 질병의 문제가 개인의 영역에서 사회의 영역으로 옮겨졌다. 국지적인 풍토병이 문명과 환경의 변화로 이제는 글로벌화되어 가고 있으며, 개인의 건강문제는 사회적 시스템 아래에서 관리되고 있다. 만성질환의 원인은 이제 복잡화, 다양화되었고, 그 접근방식도 다양화되었다. 이제는 소의(小醫), 중의(中醫), 대의(大醫)의 개념이 더욱 절실하게 된 시대에 우리는 살고 있다.

둘째, 사회적 영향과 사회현상 측면에서의 의학적 요인이다.

2008년 한국 사회를 강타한 미국산 쇠고기 수입반대 촛불집회는 한 언론매체에서 인간광우병에 걸린 환자를 방영하면서 촉발되었다. 다우너 소가 주저앉는 모습과 이어서 뇌질환을 앓고 있는 환자를 인터뷰하면서 인간광우병으로 이미지가 방영되자 감수성이 예민한 여중생, 임산모를 비롯한 수많은 군중이 광화문으로 모여들었다. 이 사건은 과학적 사실이 사회 속에 어떻게 투영되고 영향을 미치는지를 설명하는 중요한 의미가 있다. 광우병 쇠고기가 인터넷에 화두가 되었을 때, 미국산 쇠고기는 광우병의 위험이 높고, 그 쇠고기를 먹고 광우병에 걸리면 뇌에 구멍이 숭숭 뚫린다는 글이 올라오기 시작하였다. 그러자 수많은 네티즌들은 '구멍이 숭숭' 뚫린 뇌를 연상하면서 정부의 정책에 분노하였다. 즉, 인간광우병이 국민들의 의식 속에는 다우너 소 - 광우병 환자 - 구멍이 숭숭 뚫린 뇌의 모습으로 연상이 되어 이미지화되었다. 이는 의학적 질병이 어떻게 한 사회의 대중 전체의 의식 속에 먹을거리와 관련한 끔찍한 모습으로 각인되는가를 말해 준다. 이제 미국산 수입 쇠고기는 뇌에 구멍이 숭숭 뚫린 광우병으로 은유된 것이다. 이충웅은 『과학은 열광이 아니라 성찰을 필요로 한다』라는 책에서 이렇게 지적한다. "과학은 사회 속에서 존재하므로 특정 과학의 사회적 의미는 정해져 있는 것이 아니라 구성되는 것이다. 직접 과학을 하지 않는 사람들도 그러한 구성에 참여하고 있다. 그러한 참여가 좀 더 능동적이기 위해서는 과학에 대한 이야기를 대하는 태도에서부터 변화가 일어나야 한다. 특정 과학에 대한 지배적인 해석과 압도적인 이야기들은 있지만 거기에 압도당하지 않는 주체적이며, 세심한 읽기 과정이 필요하다."[83]

---

83) 이충웅 저. 과학은 열광이 아니라 성찰을 필요로 한다. 이제이북스. 2005.

　수전 손택은 『은유로서의 질병』이라는 책에서 사람들은 질병에 은유적 의미를 부여하게 되고, 일단 이렇게 은유의 낙인이 찍히면 질병을 앓는 사람들은 그 은유에 갇히게 된다고 하였다.[84] 예를 들면, 우리는 사회에 해악을 끼치는 사람을 사회의 암적 존재라는 은유를 사용한다. 암세포가 서서히 전이되면서 결국은 죽음에 이르게 하는 암의 성질을 은유로써 사회현상에 적용하는 것이다. 이는 결국, 질병을 은유화하는 것은 질병에 걸린 사람을 은유의 굴레 속에 가두는 역할을 하게 됨으로써 질병 자체가 아니라 은유화된 질병이 주는 또 다른 억압과 폐해를 낳는다는 것이다. 그 단적인 예를 선천성 기형아(先天性畸形兒)에서 본다. 특정 사회는 선천성 기형에 대해서 은유화한다. 즉, 선천성 기형아에 대한 사회의 암묵적인 시선은 하나의 은유로서 작용한다. 오늘날 많은 한국의 부모들이 선천성 기형에 대하여 왜 그토록 민감하게 생각하며, 낙태를 일반화하는 이유가 여기에 있다. 반대로, 죄를 질병에 비유함으로써 범죄자를 죄인이 아닌 질병에 걸린 사람으로 보게 되면, 죄는 형벌을 받아야 하는 것이 아니라 연민과 긍휼로 환자처럼 치료를 받아야 한다는 오류를 범할 수 있다. 이와 같이 질병과 건강에 대한 의학적 개념을 어떻게 사용하는가에 따라, 사회현상을 미치는 요인으로 작용한다. 인간의 존엄성 문제, 삶의 질의 문제, 출산과 양육의 문제, 교육, 직업, 노동, 예술, 문화 전반에 걸쳐서 의학은 사회에 영향을 미친다. 남아선호 사상에 따른 성비의 불균형에 의학적 개입이 있었다. 노화와 비만이 질병으로 바뀌게 된 것은 의학의 산물이다. 성형수술과 외모에 대한 사회적 분위기도 의학으로

---

84) 수전 손택 지음. 이재원 옮김. 은유로서의 질병. 이후. 2002.

부터 온 것이다. 그러므로 사회의학적인 측면을 배제한 의학교육, 의료는 생각할 수 없으며, 사회이론은 폐기된 이론이 아니라 미래에도 꾸준히 탐구하여야 할 영역이다. 특히 생명공학 연구의 윤리적, 사회적 책임이 더욱 현실화된 시점에서 사회의학적 접근방식은 앞으로 우리가 더욱 추구해야 할 지표인 것이다.

:: 글로벌화된 안목(眼目)을 훈련하라

현대사회는 교통과 통신의 발달로 사람들의 일상의 삶이 과거에는 상상할 수 없을 만큼 세계화, 글로벌화되었다. 사람들의 삶에 지구적인 영향이 직접적으로 다가온다. 환경문제, 국제사회의 전쟁과 재해, 금융대란, 정치문화적인 요인들이 이웃에서 일어난 일처럼 피부로 다가오고 있다. 환경문제가 질병 발생과 유행에 직접적인 요인으로 작용하기도 하고, 한 국가의 빈곤과 재난이 이웃나라나 세계 여러 나라의 감염병 관리와 밀접하게 연관되기도 한다. 우리는 질병을 단순히 병원체의 문제로만 단순화하여서는 안 되는 시대에 살고 있다. 질병 발생의 양상이 세계화, 글로벌화되어 가고 있다. 현대의학은 이제 새로운 패러다임에서 질병의 예방과 치료에 임해야 한다. 그 대표적인 예를 우리는 말라리아의 경우에서 볼 수 있다.[85] 예전에는 풍토병으로 알았던 것이 이제는 전 세계적으로 확산되고, 일부 지역에서 발생하던 전염병이 온 세계를 휩쓰는 일이 일어나고 있다. 과거에는 말라리아가 아프리카에서나 유행하

---

85) 예병일. 『현대의학 그 위대한 도전의 역사』. 사이언스북스. 2004.

던 열대병, 풍토병으로 알고 있었다. 말라리아 원충이 열대지방에서 주로 활동하기 때문이다. 말라리아는 과거에 우리나라에서도 '학질', '돌림병'이라는 이름으로 발병하였던 질환이다. 그러다가, 우리나라에서 최근 1990년대에 이르러 휴전선 부근에서 말라리아에 감염된 환자가 증가하고 있다. 말라리아는 1990년대 중반부터 전 세계적으로 맹위를 떨치면서 다시금 무시할 수 없는 질병으로 다가오고 있다. 말라리아의 확산과 유행이 다시 일어나고 있는 현상을 주목할 필요가 있는데, 이는 질병 발생에 지구적인 변화가 주요한 원인으로 작용하고 있다는 것을 말해 주고 있으며, 질병의 예방 및 치료에 있어서도 글로벌화된 안목이 필요함을 암시해 주고 있기 때문이다. 말라리아의 확산과 유행의 원인이 무엇인가?

첫째, 이산화탄소의 배출 증가에 따른 기후 온난화로 인하여 말라리아 전염 모기의 활동 영역이 점차로 확대되고 있기 때문이다. 말라리아모기는 주로 아열대와 열대지방에서 활동하면서, 전염력을 가지고 있는데 기후변화로 인한 아열대화는 말라리아모기가 활동할 수 있는 환경을 만들어 주었다. 우리나라의 경우도 주로 온난화에 따른 기후변화가 1990년대 이후 말라리아 발생의 주된 원인 중의 하나로 생각되는 이유이다. 둘째, 말라리아 예방약에 대한 내성이 생김으로써 항말라리아 약제에도 불구하고 원충이 죽지 않는 원인도 있다. 또한 말라리아를 전파하는 모기의 변종이 생기는 까닭도 한몫을 하고 있다. 즉, 기후나 환경, 약제 등에 의해서 말라리아 전파 모기의 돌연변이가 일어나고 있다. 신약개발에 따른 또 다른 자연과 질병의 저항이 있는 것이다. 셋째, 우리나라 휴전선 부근에서 지속적으로 말라리아의 발생이 증가하고 있는 이유 중에는 기후적인 변화의 원인도 있지만, 북한 주민들의 영양 상태와 보건위생, 질병에 대한 면역력이 취약함으로써 오는 부분도 있다. 즉, 북한 주민들에게 발병한 말라리아가 휴전선을 따라 전파되는 예이다. 마지막으로는 해외여행과 국가 간 이동이 증가하면서, 과거보다 말라리아에 노출될 수 있는 지역을 여행하는 사람들이 증가하기 때문이다.

이처럼 글로벌화된 전파력을 가지고 인류의 건강을 위협하는 감염병들이 새로운 치료제와 효율적인 질병관리를 기다리고 있다. 이들 중에는 에이즈 바이러스, 에볼라 바이러스, SARS, AI 등과 같은 치명적인 전염병들이 있다. 이제 질병의 예방과 관리에도 세계화, 글로벌화된 접근방식이 필요하다. 질병의 원인이 되는 병원성만을 다루는 근시안적 안목으로는 현대의학이 감당해야 할 책임을 다할 수 없다. 글로벌화(globalization)된 안목으로 질병과 건강, 의료의 문제에 접근하는 훈련을 하지 않으면 지금의 의료 환경에 대응하기 어렵다. 우리가 사는 세계는 각자의 의지와는 관계없이 이미 하나의 생활권이 되었다. 세계화가 일반화된 것이다. 한 지역에서 발생한 전염병이 교통의 발달로 인하여 국가와 대륙을 넘어 자유롭게 전파된다. AIDS와 SARS, AI와 같은 감염병에 대한 관리에 있어서 WHO나 국제기구 등을 통해서 접근하고, 국가적인 차원에서 감염병의 세계적 대유행에 대비하는 노력이 필요하다. 따라서 의학교육에서도 글로벌화(globalization)의 필요성이 있다. 지구촌의 건강문제, 질병문제, 환경문제에 거시적 안목으로 접근하고, 자신을 헌신하고자 하는 이들을 준비시킬 필요가 있다. 동시에 글로벌 시대의 의료 환경에 대응할 수 있는 힘을 기르는 의미도 있다.

이미 여러 나라에서는 의료산업이 글로벌화되어 있다. 환자들은 좀 더 나은 의료상품을 얻기 위해 어디든 갈 준비가 되어 있다. 감당하기 어려운 미국의 의료비를 피해서, 저렴한 비용으로 양질의 의료혜택을 받을 수 있는 아시아 지역으로 의료관광을 떠나는 미국인들이 증가하고 있다. 이는 의료산업과 의료 환경에서 하나의 기회이자 또한 위기이다. 막강한 의료시장이 의료산업 빈국을 잠식할 수 있기 때문이다.

제4편

꿈을 향한 도전

꿈을 향한 도전

:: 분만진통의 비밀

나는 전공의 과정을 마치고, 전문의가 되면서 대학병원의 산부인과 교실에 교수로 남게 되었다. 학생 때부터 산부인과를 강의하시던 교수님이 정년퇴임하시고 은사이신 교수님이 맡으시던 부분을 내가 맡게 되었다. 내가 강의해야 하는 부분이 주로 산과총론(産科總論)으로서 분만진통 부분을 다루었다. 인류의 역사가 시작되면서 분만의 역사도 함께해 왔지만, 만삭이 되어 진통이 오는 그 신비한 베일이 아직 밝혀지지 않은 것이었다. 나는 분만과 진통의 신비에 매료되었다. 분만진통의 신비를 풀고자 하는 많은 학자들이 여러 가지 이론을 제시하였고, 현재도 많은 사람들이 그 신비를 풀고자 연구하지만 아직 명확한 기전설명을 못하는 것이다. 분만진통은 왜 오는가? 일찍부터 제시된 이론이 옥시토신 이론이다. 뇌하수체 후엽에서 분비된 옥시토신은 자궁을 수축시키는 강력한 수축물질이자, 유즙분비에도 관여하는 아홉 개의 아미노산으로 구성된 펩타이드 호르몬이다. 옥시토신은 1954년 미국의 생화학자 Vincent du Vigneaud에 의해서 발견되었는데, 다음 해 그는 옥시토신을 발견한 공로가 인정되어 노벨상을 수상하였다. 옥시토신이 분만진통에 영향을 미치는 강력한 수축물질이기는 하지만, 옥시토신이 분만진통을 시작하게 한다는 결정적인 단서를 찾지 못하였다. 그러던 중, 1973년 영국의 리긴스(Liggins)경이 양(羊)을 대상으로 한 연구에서 태아의 부신에서 만들어지는 부신 호르몬이 분만진통의 시작에 중요한 역할을 한다는 사실을 보고하였다. 즉, 태아의 부신이 만삭에 이를수록 커지면서 부신 호르몬인 코르티솔이 태반 호르몬의 변화를 일으키고, 태반 호르몬의 변화가 분만진통을 유발한다고 하였다. 태반에서는 에스토로젠과 프로게스테론이라는 중요한 스테로이드 호르몬이 만들어지는데 분만진통에 결정적인 역할을 하는 호르몬이 바로 프로게스테론이다. 임신 중에는 많은 량의 프로게스테론이 태반에서 만들어지는데 프로게스테론은 임신의 유지에 매우 중요한 호르몬이다. 만약 태아 부신이 만들어 내는 부신 호르몬이 분만진통의 시작에 중요한 역할을 한다고 하면, 분만진통의 시작에 태아가 결정적인 역할을 한다는 의미가 된다. 즉, 태아의 성숙이 분만진통을 일으키는 열쇠가 된다는 말이다. 태아가 분만진통을 일으키는 신호를 만들어 보냄으로써 분만진통이 시작된다고 하는 증거들은 그 외에도 많이 있다. 그런데 리긴스(Liggins)의 이론도 인간의 분만진통을 충분히 설명하기 어려운 부분이 있는데, 양(羊)에서와는 달리 인간에게는 프로게스테론의 변화가 분만 후 태반 만출이 되고 나서야 일어난다는 사실이다. 이 부분은 아직도 풀리지 않는 퍼즐로 남아 있다. 1985년에 로버트 로메로(Robert Romero)가 조기진통의 발생에 감염(感染)이 중요한 원인으로 작용한다고 하는 감염설을 들고 나왔는데, 그는 많은 증거들을 통해서 감염과 조기진통의 관계를 입증하였다. 그래서 감염 이론과 기존의 분만진통 이론 사이에는 한동안 뜨거운 논쟁이 일기도 하였다. 나는 1995년 시카고에서 열린 미국부인과학회에 참석하였다가 당시 감염 이론의 선두인 로버트 로메로(Robert Romero) 박사와 맥도날드(McDonald) 박사의 토론에 참석한 적이 있다. 나는 뜨거운 논쟁이 되리라고 기대하며 참석하였는데, 아쉽게도 로메로(Romero) 박사만 나와서 혼자 얘기하고 들어가는 싱거운 토론으로 끝났다. 감염 이론이 휩쓸고 있던 시기에도 꾸준히 옥시토신과의 관련성을 연구하는 학자가 있었는데, 프리츠푹스와 안나리타푹스(Fritz Fuchs & Anna Ritta Fuchs) 박사 부부였다. 이들은 옥시토신 수용체가 인간의 자궁근층에 존재한다는 것을 보고하기도 하였는데, 옥시토신 수용체 이론을 들고 나와서 유명하다. 옥시토신 수용체 이론이란 옥시토신 혈중 농도는 임신기간 내내 거의 비슷하지만, 옥시토신 수용체의 수(數)가 만삭에 이르러 갑자기 증가함으로써 자궁수축이 일어난다는 이론이다. 프리츠푹스와 안나리타푹스(Fritz Fuchs & Anna Ritta Fuchs) 박사 부부가 꺼져 가던 옥시토신 이론에 새로운 희망과 용기를 실어 준 꼴이다. 이들의 이론은 이어서 조기진통 억제제의 개발에서 옥시토신 수용체 길항제(Oxytocin Receptor Antagonist)의 개발로 이어졌는데, 내가 일 년간 연구하였던 시카고 일리노이 대학의 레어드 윌슨(Laird Wilson) 교수의 실험실에서 바로 이 연구를 하고 있었다. 나는 윌슨(Wilson) 교수의 실험실에서 원숭이과의 일종인 임신한 비비(baboon)를 대상으로 옥시토신 수용체 길항제를 개발하는 일에 참여하였다. 1997년 일 년간의 연구를 마치고 귀국한 후에 미국 포틀랜드(Portland)에서 열린 학회에 참석했을 때, 나는 안나리타푹스(Anna Ritta Fuchs) 박사를 만났다. 남편의 안부를 물으니 작고하셨다고 하면서 슬픈 얼굴을 하였다. 나는 윌슨(Wilson) 교수의 실험실에서 조기진통 억제제재인 옥시토신 수용체 길항제를 개발하는 연구에 참여하기 전, 분만진통에 관한 나름대로의 연구를 수행하였다. 우선 토끼의 자궁수축에 관련한 스테로이드 호르몬의 작용을 연구하였는데, 치과대학 실험실에 폴리그라프(Polygraph)라고 하는 장비가 있어서 치과대학 실험실에서 주로 연구를 하였다. 분만진통 기전에 관여하는 인자들이 수없이 많은데, 태반조직과 양막, 융모막 등의 태아막에서 분비되는 물질이 분만진통에 관여한다. 나는 박사학위 연구로 태반과 태아막에서 분비되는 엔도델린 – 1(Endothelin – 1)과 EGF 수용체가 분만진통에 미치는 영향을 연구하였다.[86]

:: 옥시토신 수용체 억제제의 개발

옥시토신 수용체 억제제의 개발 연구[87]를 위해 윌슨(Wilson) 교수의 실험실에 있을 때의 일이다. 조기진통의 억제제로서 이미 임

---

86) 송창훈. 분만진통과 Endothelin – 1 및 EGFR에 관한 연구. 전남대학교대학원. 1996.

87) Chang – Hun Song, Sok – Cheon Pak, Seiji Kamiya, Walter Kowalski, Geore Flouret, Tuan Nguyen, Laird Wilson Jr. In Vitro Metabolism of Oxytocin and Oxytocin Atagonist, TT – 235, in the Plasma of Pregnant Women and Baboons. The International Journal of Chosun Univertsity. 1: 3; 21 – 23, 1998.

상적으로 활용되고 있는 약제들이 몇 가지 있지만, 조기진통을 근본적으로 예방하거나 치료하지는 못한다. 그래서 보다 강력한 조기진통 억제제를 개발하는 것이 조산을 예방하는 길이다. 많은 연구자들과 연구기관에서 조기진통 억제물질을 개발하고자 시도하였고, 당시에 주목을 받고 있던 후보물질로서 옥시토신 수용체 억제제였다. 윌슨(Wilson) 교수는 자신이 개발한 물질에 대한 특허권을 가지고 있었고, 일본의 모 제약회사와 제휴하여 신약개발을 하고 있었다. 이때의 실험실 경험과 대동물 실험의 경험이 나에게는 매우 유익한 기회가 되었다. 일본 회사에서 연구원이 한 명 파견되어 와서 우리와 함께 연구하였는데, 신약물질로 개발 중인 약제의 보안과 관리가 철저하였다. 비비(Baboon)의 자궁수축을 모니터링하고, 약을 주입하는 실험실에는 CC 카메라가 설치되어 있었다. 그리고 비비(baboon)의 자궁수축 상태를 연구실이나 집에서도 동시에 볼 수 있게 네트워크화되어 있었다.

윌슨(Wilson) 교수의 실험실은 지하에 넓은 공간을 차지하고 있었는데, 실험실 옆에 조그만 연구실을 하나 내주어서 혼자만의 공간을 가질 수 있었다. 매일 아내가 싸 준 도시락을 가지고 가서 점심은 도시락으로 해결하였다. 동물 실험실은 따로 지어진 건물이 있는데, 비비(baboon)가 약 200여 마리나 사육되고 있었다. 나는 매일 출근과 동시에 비비(baboon) 실험실로 올라가서 임신한 비비(baboon)의 혈액을 채혈하고, 약물을 주입하며, 자궁수축 상태를 모니터링하였다. 윌슨(Wilson) 교수는 내가 실험실에서 기본적인 일을 시작한 지 3개월이 지났는데도, 나만의 연구 주제를 주지 않았다. 그래서 나는 교수에게 가서 "내가 미국에 있는 시간은 매우 소중하고 귀한 시간들이다. 그런데 이곳에서는 별로 할 일이 없다. 나에게 연구주제를 달라."고 하자 교수는 하얀 칠판에다가 그림을 그려 가면서, 기초연구를 수행하기 위해서는 일정기간 기본적인 것들을 익히는 과정이 필요하다고 하였다. 생각해 보니 그의 말도 맞는 것 같았다. 사실 의과대학을 졸업하고, 전문의가 되기까지 나는 실험연구의 경험이 없었다. 미국에 오기 전에 동물실험을 한다고 토끼를 수술하고, 박사학위 논문을 쓰기 위해서 몇 가지 실험을 수행하기는 했지만, 실험실에서 밤낮으로 실험만 하고 지내던 연구자들의 눈에는 실험연구 경험이 없는 임상의사에 불과하였다. 미국의 경우 학부과정을 마치고 입학하는 대학원 과정으로 운영하고 있기 때문에, 의과대학 학생들 중에는 방과 후에 윌슨(Wilson) 교수의 실험실에 와서 연구를 하는 학생들도 있었다. 우리나라 의과대학 커리큘럼으로는 생각하기 어려운 일이었다. 의과대학 과정에서는 과도한 학습량과 시험으로 학생들이 기초실험 연구에 접할 수 있는 기회가 없다. 전공의 과정을 거치면서는 더욱 바쁘다. 그러다 보니, 임상교수에게 있어서 실험다운 실험을 배우고, 연구다운 연구를 할 수 있는 기회가 주어지지 않는 것이다. 그래서 나의 경우와 같이 전문의가 되고, 교수가 되었지만 실험연구의 기본적인 술기와 방법론을 습득할 기회를 갖지 못하고 일 년씩 혹은 2년씩 외국연수를 나온다. 1년이나 2년은 기초 실험연구를 수행하기에는 매우 짧은 시간이다. 물론, 이렇게 제한된 기회이지만, 열심히 하여 네이처(Nature)나 사이언스(Science)에 논문을 게재한 사람도 간혹 있다. 문제는 우리나라 의학교육 과정과 교수가 되기까지의 과정에서 선진국들과 경쟁할 수 있는 연구력을 확보하는 것이 쉽지 않다는 것이다. 자존심이 상하는 얘기인데, 나는 파이펫 사용하는 법을 윌슨(Wilson) 교수의 실험실에 있은 지 거의 일 년이 돼 가는 시점에서야 터득하였다.

:: 조기진통 연구의 새로운 패러다임 시도

일 년간의 미국 연수를 마치고 귀국하면서 나는 앞으로 내가 연구해야 할 방향을 놓고 고민하였다. 조기진통의 연구를 내가 보고 듣고 경험한 범주에서 시작하고자 할 때 요원하기만 하였다. 미국처럼 엄청난 재원과 많은 연구자들이 지난 40여 년간 분만진통을 해결하고자 하였지만, 아직 분만진통의 기전에서부터 진통을 근원적으로 억제할 수 있는 약제를 개발하지 못하였다. 그런데 한국의 열악한 환경에서 미국의 연구자들과 경쟁하면서 조기진통을 해결하고자 할 때, 그들과 같은 방법으로는 승산이 없다는 생각이 들었다. 그래서 조산(早産)의 주된 원인이 되는 조기진통을 근원적으로 예방하고 막을 수 있는 방법이 어렵다고 한다면, 조산아(早産兒)를 치료하는 쪽으로 연구방향을 정하기로 하였다.

조산아란 임신 37주 미만의 재태령을 가진 신생아를 말한다. 조산아가 문제가 되는 이유는 신체기능이 아직 미숙하여 발생하는 합병증 때문이다. 조산아는 뇌(腦)를 비롯하여 폐(肺)의 발달이 미숙하여 사망하거나, 뇌성마비와 같은 후유증을 일생 동안 가지고 있거나 하기 때문에 사회적으로도 문제가 된다. 미국과 같은 나라에서 조산아로 말미암은 사회경제적 부담은 천문학적 비용에 해당한다. 조산아가 문제가 되는 또 다른 이유는 조산의 비율이 감소하지 않는다는 사실 때문이다. 그런데 현대의학의 한계는 조산아의 치료가 폐호흡에 기반을 둔 치료라는 점에 있다. 즉, 태아는 임신기간 동안 엄마의 자궁 속에서 탯줄을 통하여 영양분과 산소를 공급받으면서 자란다. 아직 폐가 완전한 형태와 기능을 수행할 수 없기 때문이다. 탯줄을 통하여 태아에게 필요한 영양분과 산소가 공급되는 동안 태아의 폐는 성숙과정을 거치게 된다. 문제는 조산으로 말미암아 미성숙한 상태의 폐를 가지고 태어난 조산아의 경우 현대의학의 치료개념인 폐호흡 기반 치료법이 한계에 부딪힌다는 데 있다. 태아가 재태령 26주 이전에 출산한 경우, 태아의 폐는 형태학적으로, 기능적으로 아직 불완전한 상태이다. 이때 태아의 폐호흡에 기반을 둔 치료는 불완전하다. 이러한 한계를 극복하기 위하여 폐 활성물질이 개발된 이후 조산아의 사망률이 현저히 감소하였다. 그러나 폐 활성물질 자체도 형태학적인 폐포의 발달 이후에나 유효한 까닭에 여전히 폐호흡에 의존한 치료는 현대의학의 한계로 남아 있다. 그렇다면, 폐호흡에 의존하지 않는 방법이 있는가? 바로 탯줄을 통하여 영양분과 산소가 공급되는 태아의 생존모델을 이용하는 것이다. 인공 자궁태반이란 엄마의 자궁 속 환경과 태아생존원리를 이용하여 조산아를 치료하고자 하는 방식이다. 즉, 자궁 속 환경과 동일한 환경을 만들어 줌으로써 태아의 폐 성숙이 안 된 조산아의 자궁 외 생존이 가능하도록 하는 원리이다. 인공 자궁태반의 연구는 이처럼 조기진통과 조산에 대한 연구에서 새로운 패러다임을 찾다가 시작되었다. 아마도 산과(産科)의사로서 제왕절개분만을 하고, 자궁 내 태아를 관찰하면서 자연스럽게 형성된

아이디어라고 생각한다.[88]

:: 인공 자궁태반의 연구[89]

인공 자궁태반은 첫해에 과학재단에 연구비를 신청하였다가 선정되지 못한 과제였다. 그럴 만도 한 것이, 연구비를 신청하면서 제시한 연구제안서의 내용이 내가 지금까지 한 번도 시도해 보지 않은 내용으로서 그야말로 이러이러한 연구를 하고 싶다고 하는 정도의 연구제안서였다. 선행연구결과가 전무한 연구제안서였다. 상상도(想像圖)와 같은 연구제안서가 선정될 리가 없는 것이었다. 그런데 나는 용감하게도 다음 해 동일한 내용으로 다시 제안서를 냈는데, 이번에는 보건복지부 과제로 냈다.

어느 날 보건복지부 담당관으로부터 전화가 왔다. 일차 선정에서는 탈락되었는데, 선정된 과제 중에 한 과제가 연구수행이 어렵다고 포기하여, 나의 과제가 후보로 올랐다는 것이다. 원래 신청한 연구비에 비해 적은 액수이지만 해 보겠는가 하고 물었다. 거절할 이유가 없었다. 그런데 내 주변 가까운 교수들의 반응은 달랐다. 내 연구계획이 너무나 황당하여 연구결과를 낼 수 없으니 연구비를 반납하는 것이 좋겠다고 충고해 주었다. 사실 내가 연구하겠다고 제시한 연구계획은 어쩌면 황당한 계획이었다. 양(羊)의 태자

---

88) 박상기, 송창훈, 박종. 조산아 관리현황 및 정책 수립방안. 집문당. 2000.

89) Sok Cheon Pak, Chang Hun Song, Geum Young So, Chul Ho Jang, Kook Hyun Lee, Jee Yae Kim. Extrauterine Incubation of Fetal Goats Applying the Extracorporeal Membrane Oxygenation via Umbilical Artery and Vein. Journall of Korean Medical Science. 17: 5; 663 – 668, 2002.

(胎子)를 어미로부터 분리하여 물속에서 키우는 실험인데, 연구제안
서를 제출할 당시만 해도 나는 이런 연구가 다른 곳에서 진행되고
있다는 사실을 모르고 있었다. 산부인과 의사의 감각적인 아이디어
였다. 그러나 아이디어란 아무리 기발하여도 사람의 생각과 상상력
은 누구나 비슷한 모양이다. 문제는 그 아이디어와 상상력을 누가
구체적으로 실현하느냐에 있다. 이미 일본의 구와바라(Kuwawara)[90]
교수가 수년 전부터 동일한 아이디어로 연구를 하고 있었다. 염소
의 태자를 어미로부터 분리하여 21일 동안이나 체외에서 태반순환
에 의해 생존시킨 결과가 학술지에 보고되었다. 나는 일단은 이러
한 시도가 가능하다는 사실을 확인하고, 곧바로 실험에 들어갔다.

 가까운 화순농장에 약 1000여 마리의 염소를 사육하는 큰 염소
농장이 있었다. 나는 그곳에 가서 임신한 염소를 구해다가 인공
자궁태반 실험을 시도하였다. 실험의 관건은 어미의 자궁 내에 있
는 염소새끼를 어미로부터 분리해 내어 미리 준비한 인공양수 챔
버와 체외순환 회로에 염소새끼의 탯줄을 연결하는 작업이다. 체외
순환 회로는 미리 다른 염소의 혈액을 채혈하여 순환시스템을 구
축하여 놓는데, 막형 산화기(Mmbrane Oxygenator)[91]와 펌프가 회
로에 장착된다. 이렇게 회로가 준비되면, 임신한 염소를 마취하여
제왕절개 수술을 한다. 이때 염소새끼를 자궁 밖으로 꺼내기 전에
탯줄에다 카테터를 삽입하는 작업을 해야 한다. 염소새끼의 탯줄은
사람과는 달리 정맥과 동맥이 각각 한 쌍씩 있다. 사람의 경우는

---

90) Kuwawara: 일본 순천당대학(Juntendo) 교수로서 인공 자궁태반 연구로 유명하다.
91) 막형 산화기는 일종의 인공폐로서 막형으로 된 중공사를 통해서 혈액으로 하여금 산소를 얻
   어 산화(Oxygenation)되도록 하는 장치이다. 주로, 개흉술에서 체외순환 시 이용한다.

두 개의 동맥과 하나의 정맥으로 구성되었지만, 염소의 경우는 두 개의 정맥과 두 개의 동맥으로 구성되었다. 따라서 한 쌍의 동정맥에 카테터를 삽입하는 동안에도 나머지 한 쌍의 동정맥에 의해서 순환이 이루어지고 있기 때문에 염소새끼의 실험에서는 카테터의 삽입과 체외순환 회로의 연결이 가능하다. 그러나 만약 인간의 경우에 임상적으로 이 방법을 적용하고자 한다면, 두 개의 동맥과 하나의 정맥으로 구성된 탯줄에 의해 유지되는 태아의 순환이 카테터 삽입과 순환 회로 연결 시에 정지할 가능성이 있다. 이렇게 하여 체외순환에 연결된 염소태자는 인공양수 속에 잠겨서 탯줄을 통한 생존이 가능해진다.

처음에는 거의 모든 염소새끼가 살지 못하고 죽었다. 우선 실험 장치가 엉성하여 좋은 결과를 낼 수가 없었다. 막형 산화기는 흉부외과에서 심장수술을 하고 버린 것을 씻어서 사용하였다. 인공양수가 들어 있는 챔버는 시장에 가서 투명한 플라스틱 통을 구입하여 사용하였다. 실험이 모두 실패로 끝나자 나는 중대한 결정을 하였다. 국내에서 ECMO[92]의 권위자로 알려진 서울대학교 이국현 교수를 찾아가서 함께 연구하자고 제의하였다. 이국현 교수가 연구에 참여하면서 연구는 속도를 내기 시작하였다. 일본의 구와바라(Kuwawara) 교수를 찾아가서 실험에 대한 몇 가지를 배우고 돌아왔다. 문제는 인공 자궁태반 실험을 위한 장치의 개발이었다. 일본 팀에서는 회로며, 모든 장치를 직접 제작하여 사용하였는데, 동경

---

92) ECMO(Extra Corporeal Membrane Oxygenator) 체외막형산화기로서 폐 기능부전 환자에서 경동맥과 정맥을 이용한 체외 관류시스템이다. 그 당시 L 교수는 국내에서 ECMO를 직접 시술하고 경험한 유일한 이 분야 전문가였다.

대 공대 교수들이 설계하고 제작하여 실험에 사용되고 있었다. 사용하고 있는 회로 역시 염소 실험에 맞게 치밀하게 설계되었다. 회로의 혈류 속도를 측정하고 조절하는 장치 역시 공학자들이 직접 설계 제작하여 사용하고 있었다. 나는 인공 자궁태반 연구를 통해서 독창적이고 경쟁력 있는 실험연구의 관건은 자체적인 실험장치의 제작에 있다는 것을 알았다. 이를 위해서는 전공을 초월하여 관련 과학자들 간의 협력과 공동연구가 원활하게 이루어져야 한다.

인공 자궁태반의 연구는 이어서 과학재단과 과학기술부의 지원으로 연구가 계속되었다. 일본의 연구팀은 구와바라(Kuwawara) 교수가 작고하면서, 연구팀 자체가 없어져서 연구가 중단되었다. 일본에서 열린 학회에서 나는 인공 자궁태반 연구를 발표하였는데, 우노(Unno)라고 하는 교수가 찾아와서 나에게 격려를 아끼지 않으면서 힘들지라도 연구를 계속하라고 하였다. 그는 과거 인공 자궁태반 연구팀에서 활약하던 분으로 논문에서 나는 그의 이름을 익히 알고 있었다.

:: 인공 자궁태반의 시대는 열릴 것인가?

인공 자궁태반은 현대의학의 기존개념이 아니라 조산아와 태아에 대해서 새로운 개념으로 접근하고 있는 미래의학이며, 꿈의 의학이다. 미래에는 자궁 속 환경과 같은 환경인 인공 자궁태반에서 태아가 생존할 수 있을 것인가? 인공 자궁태반은 모체의 자궁 내 환경과 동일한 생리적인 모델을 구축함으로써 태아를 체외에서 생존시키는 가운데 장기의 성숙과정을 유도하는 것이 원래의 목적이었다. 그런데 아직은 생체와 같은 수준으로 체외생존환경을 유지하는 데는 많은 한계가 노출되었다. 우선 혈류 역학적으로 태아의 제대혈류와 동일한 환경을 유지하려면 보다 정교하고 고안된 시스템의 개발이 필요하다. 현재의 인공 자궁태반 시스템으로는 태아 혈관 내피세포를 파괴시키는 외부의 물리적 힘을 제거하기가 어려운 실정이다. 즉, 롤러 펌프에 의한 혈류 속도와 회로내압, 혈류 내의 산소와 이산화탄소 등의 혈류 화학적 항상성을 유지하기가 어렵다. 결국 체외순환 모델에 의해서 동물 태아를 인공 자궁태반으로 생존시키기에는 한계를 보이고 있다는 것이다. 두 번째는 태반 호르몬을 비롯한 태아와 모체 간의 내분비계 및 생체활성물질의 상호작용을 규명하는 일이다. 그리고 마지막으로는 감염이나 영양 등의 제반 문제를 무시할 수 없다. 이러한 총괄적인 문제들이 해결되고, 인공 자궁태반에서 태아가 생존하는 동안 태아에게 미치는 손상이 최소화되도록 하기까지에는 사실상 많은 시간이 소요되리라 생각된다. 그리고 임상적으로 인공 자궁태반 시스템을 신생아 집중치료실이나 분만실에서 적용하기까지는 앞으로도 10년 이상의 연구가 더 진행되어야 하리라 추정한다.

그렇다면 인공 자궁태반의 실용성은 요원하기만 한가? 아니다. 인공 자궁태반은 그 자체 동물모델 시스템만으로도 충분한 의학적, 경제적, 실용적, 산업적 가치가 있다. 첫째로, 인공 자궁태반 동물모델은 그 자체가 태아의 생체현상을 연구하는 소중하고 희귀한 실험장치가 된다. 태아의 발달과 장기의 기능을 연구하는 데 인공 자궁태반 동물모델은 매우 경쟁력 있는 실험장비이다. 따라서 인공 자궁태반 모델을 실험장비로 개발하여 이를 상업화한다면 수많은 과학자들이 이를 이용하여 태아연구에 활용할 수 있을 것이다. 둘째는 인공 자궁태반 동물모델은 신약개발과 신약물질의 독성연구 등을 수행할 수 있는 특수한 생체모델 검사장비가 된다. 이를테면, 신약후보물질이 임산모와 태아에 미치는 영향이 무엇인지를 평가하고자 할 때, 인공 자궁태반 동물모델은 이러한 연구에 최적의 장비가 될 것이다. 향후 신약개발과 신약후보 물질의 안전성 연구에 있어서 인공 자궁태반 모델은 독성 및 안전성 연구 모델로서 인정받게 되리라 기대한다. 셋째는 인공 자궁태반 동물모델을 의료장비나 검사장비의 개발에 활용할 수 있다. 예를 들면, 태아의 심박동이나 혈압, 동맥혈 가스분석과 같은 측정을 위한 신기술 의료장비의 개발에 적용될 수 있다. 넷째, 발육과 발달과정의 기초과학 연구에 응용될 수 있다. 마지막으로는 태아 영양물질의 연구를 통해서 이상적인 영양액(Ideal Nutrition)을 개발하는 데 인공 자궁태반 동물모델이 활용되리라 생각한다.

:: 제대혈 줄기세포 연구

인공자궁태반 연구가 한창 진행중이던 때에 나에게는 제대혈 줄기세포를 연구할 수 있는 새로운 기회가 찾아왔다. 나는 산과의사로서 분만 후 폐기되는 태반에 관한 연구를 하고자 여러 번 시도를 하였는데 특히 태반으로부터 얻을 수 있는 탯줄혈액(제대혈) 연구에 관심이 있었다. 그 동안 나는 제대혈 연구를 위한 연구제안서를 수차례 제출하기도 하였다. 그러나 그때마다 여건이 조성되지 않아서 제대혈 연구는 늘 한계에 봉착하였다. 그런데 어느 날, 같은 대학의 K 교수가 미국에서 사람 제대혈을 이용한 척수손상 연구로 좋은 논문을 발표하였다는 소식이 전해져 왔다. 나는 K 교수에게 바로 전화를 하여 공동연구를 제안하였다. 그러자 K 교수는 한국에 오면 제대혈이 필요해서 그렇지 않아도 나에게 연락하려고 하던 중이라고 하면서 반가워하였다. K 교수는 쥐의 척수손상모델을 만들고, 손상된 쥐의 척수신경에다 제대혈로부터 분리한 단핵세포를 주입하여 그 치료효과를 보는 연구를 하였는데, 내가 관여한 부분은 제대혈을 채취하여 공급하는 일이었다. K 교수와의 척수손상 연구가 진행되고 있는 중에, 제대혈 줄기세포 연구의 새로운 장이 열리는 계기가 있었다.[93] 한 바이오 벤처회사와 제대혈 줄기세포에 관한 공동연구를 시작할 수 있는 기회가 찾아왔다. 당시 나의 실험실에서는 제대혈로부터 줄기세포를 분리할 수 있는 기술을 개발하지 못한 상태인지라, 제대혈 줄기세포가 필요하였다. 나는 그 회사로부터 제대혈 줄기세포를 공급받아서 본격적인 척수손상 줄기세포치료를 연구하고자 대학 내에 줄기세포연구단을 구성하기에 이르렀다. 줄기세포연구단이란 그동안 함께 연구하던 K 교수를 비롯하여 척수 분야에 관심이 있는 교수들이 모여서 연구 그룹을 만들고, 회사로부터 줄기세포를 공급받아서 연구를 수행하고자 하는 모임이었다.

---

93) 송창훈 외. 손상된 흰쥐 척수에 사람 중간엽 세포이식 시기에 따른 영향. 대한 해부학회지. 40: 2: 115 – 125, 2007.

:: 척수손상 줄기세포 임상시험의 배경

줄기세포를 이용한 척수손상연구를 시작할 무렵에 제대혈 줄기
세포를 환자에게 임상 시험해 보면 어떻겠는가 하는 논의가 시작
되었다. 당시 나는 임상시험의 식약청 규정이라든가 임상시험의 법
적인 부분에 대해서는 문외한이었다. 뿐만 아니라, 제대혈 줄기세
포를 환자에게 적용하였을 때 이것이 식약청의 임상시험 규정에
위배되는지 아니면 수혈과 다를 바 없는 일반적인 의료행위라고
해석해야 할지도 명확한 구분이 제시되지 않은 상태였다. 그런데
이 무렵 나와 친분이 있던 목사님의 교회 고등학생이 오토바이 사
고로 하반신 마비가 되는 사고가 발생하였다. 그 목사님과 환자
보호자는 내가 줄기세포 연구를 하고 있다는 사실을 알고 있었기
때문에 나에게 줄기세포 임상시험을 제안하였다. 나는 공동연구를
진행하던 회사로부터 제공받은 제대혈 줄기세포를 척수손상으로
하반신 마비가 온 그 학생에게 적용해 보고자 임상시험을 준비하
였다. 이 과정에서 척수손상 환자를 줄기세포 임상 시험한다는 소
문이 척수손상 환자들을 통해 입에서 입으로 전해지기 시작하였다.
그러자, 그야말로 전국에서 척수손상 환자들의 전화문의가 쇄도하
였다. 실제로 내가 근무하는 병원에까지 찾아와서 척수손상에 대한
제대혈 줄기세포 임상시험을 해 달라고 하였다. 그러나 당시에는
줄기세포라는 것도 생소한 것인데다 아직 식약청의 규정에 줄기세
포를 식약청의 허가 없이 환자에게 임의로 투여할 수 있는 법적인
제도가 마련되어 있지 않았다. 일반적으로 임상시험이라 하면, 신

약개발을 목적으로 신약 후보물질에 대한 전 임상 단계를 거쳐서 식약청의 임상시험 승인이 이루어진 후에야 가능하다. 또한 임상시험에 소요되는 비용과 시간, 공력이 이만저만한 것이 아닌 것이다. 그런데 이러한 과정을 거치지 않고 척수손상 환자에게 제대혈 줄기세포라고 하는 생소한 물질을 세포치료제라고 하여 임상 시험한다고 하니, 사회적인 문제가 되었다. 당시 나와 공동연구를 추진하던 회사에서는 제대혈로부터 간엽줄기세포를 분리하는 기술을 개발하여, 일찍부터 이것을 환자들에게 상업적인 목적으로 공급하고자 하였던 것이다. 회사의 책임자인 H 박사는 의대 교수 출신으로서 이 분야에 업적이 있는 꽤 유명한 분이었다. 그분의 주장은 제대혈로부터 얻은 간엽줄기세포는 일종의 혈액제재이기 때문에 수혈과 같은 원리로 환자에게 바로 사용하여도 된다고 하는 입장이었다. 반면에, 식약청의 입장은 제대혈에서 분리한 간엽줄기세포는 체외에서 오랜 시간 동안 배양하였고, 여러 약품처리를 하였기 때문에 일종의 치료제라는 것이다. 전문가 그룹에서 약간의 논란이 있기는 하였지만, 제대혈 간엽줄기세포는 세포치료제로서 식약청의 임상시험 과정을 거친 후 품목허가를 받아서 환자들에게 적용해야 한다는 견해가 지배적이었다.

그런데 H 박사는 자신의 주장을 굽히지 않고, 자신의 회사에서 분리 배양한 제대혈 간엽줄기세포를 난치병환자들에게 사용할 수 있다고 하는 입장을 고수하였다. 그리고 몇몇 병원에서는 제대혈 줄기세포를 환자들에게 직접 투여하기에 이른 것이다. 결국 이것이 사회적인 문제가 되었고, 불법 임상시험을 시행한 병원들의 이름이 신문에 보도되었다. 제대혈 회사에서 제출한 세포공급 장부에는 내가 근무하는 대학병원 역시 제대혈 줄기세포를 공급받은 것으로 기록되어 있었고, 불법 임상시험 병원으로 주목을 받게 되었다. 결국 모든 책임이 나에게 있었기 때문에 나는 임상시험을 시행하게 된 과정을 보건복지부와 식약청으로부터 조사를 받게 되었다. 식약청은 사회적 문제로까지 발전한 줄기세포 임상시험에 대해서 현실적이고 좀 더 포용적인 입장을 모색하였다. 즉, '응급임상시험'과 '연구자 임상시험'이라는 제도를 만들어서, 불치의 병으로 고통하는 환자에게 절차를 간소화하여 최근 개발한 신약을 투여할 수 있도록 법 제정을 한 것이다. 응급임상시험과 연구자 임상시험 제도가 공표되어 시행되기 시작한 것은 2004년 7월경부터였다. 나를 찾아와 줄기세포 임상시험을 받기를 원하던 척수손상 환자들은 법령이 시행되기만을 기다리고 있었다. 이 기간 동안 나는 공동연구를 추진하던 회사와 임상시험을 준비하고 있었는데, 회사측에서는 나에게 다섯 명의 환자를 임상 시험할 수 있도록 세포공급을 지원하겠다고 약속하였다. 그리고 회사에서는 임상시험 대상으로 선정된 다섯 명에게 투입될 제대혈 줄기세포를 확립하여 두었다. 마침 2004년 1월에 식약청으로부터 응급임상시험에 관한 법령이 공포되고 2004년 7월부터는 응급임상제도가 시행되도록 법률적인 환경이 조성되었다. 나는 줄기세포연구단에 참여하고 있던 교수들을 중심으로 척수손상 임상시험팀을 만들고, 척수손상에 대한 줄기세포 임상시험을 본격적으로 준비해 가기 시작하였다. 그리고 2004년 10월 첫 번째, 척수손상 임상시험 대상으로서 M 환자가 선정되었다.

:: 최초의 줄기세포 응급임상시험

M(당시 37세, 여) 환자는 척수손상으로 하반신이 마비된 지 19년이 된 환자로서, 우리 병원의 줄기세포 임상시험에 관한 소식을 듣고 광주에까지 직접 찾아온 환자였다. 그리고 내 연구실까지 휠체어를 타고 찾아와서는 척수손상 줄기세포 임상시험에 자신을 첫 번째 환자로 시술해 달라고 간청하는 것이었다. 그 당시 나와 줄기세포회사측에서는 척수손상 환자 5명을 임상시험하기로 계획하고 있었다. 나는 척수손상 임상시험팀에서 논의를 거친 후 M 환자부터 임상시험을 시행하기로 결정하였고, 식약청에 응급임상시험을 신청하였다. M 환자의 응급임상시험이 성공적으로 끝나면 이어서 나머지 네 명의 임상시험을 수행하여 제대혈 줄기세포가 척수손상에 미치는 치료효과를 평가하고자 하였다. 그래서 2004년 10월 12일 조선대학교 척수손상 줄기세포 임상시험팀에서는 M 환자의 응급임상시험 수술을 시행하였다. 척수손상 줄기세포 임상팀은 척추전공 정형외과 교수 2명, 마취과 교수 1명, 재활의학과 교수 1명, 그리고 나 이렇게 다섯 명으로 구성되었다. 각각의 임무가 분업화되었는데, 나의 임무는 임상시험 전체를 총괄하는 일이었다. 아침에 회사로부터 공급되는 제대혈 줄기세포가 비행기로 광주까지 공수되고, 수술진행 과정에 맞추어 정확한 시간에 줄기세포를 손상된 척수 부위에 주입하였다.

척수손상 줄기세포의 응급임상시험 수술이 이루어지던 날 환자의 근황이 척수손상 환자들에 의해서 실시간으로 알려지고 있었다.

이를 나중에 알고서는 일체의 응급임상시험 상황에 대해서 보안유
지를 당부했지만, 환자들은 부산을 비롯한 전국에서 M 환자의 병
실과 아파트를 방문하기까지 하였다. 다행스럽게도 수술경과는 기
대 이상으로 좋은 반응을 보였다 수술 후 1주째부터 감각의 변화
가 있기 시작하였고, 한 달 후에는 상당한 호전을 보였다. 환자를
수술한 한 달째, 나는 임상시험에 대한 부푼 기대와 소감을 글로
써서 대학소식지에 게재하였다. 다음은 대학소식지에 실은 그 당시
의 글이다.

:: 꿈을 향한 도전

슈퍼맨 '크리스토퍼 리브'의 갑작스런 타계 소식을 접하던 무렵
우리는 그렇게 기다려 왔던 임상시험 시술을 하였다. 그러니까 지
난 10월 12일, 그날은 척수손상에 대한 제대혈 줄기세포 이식이
처음 이루어지던 역사적인 순간이었다. 수술팀이 무사히 이식수술
을 마치고, 함께 식사를 하러 나가면서 우리는 크리스토퍼 리브의
죽음을 못내 애석해하였다.

현대의학의 눈부신 발전에도 불구하고, 척수손상은 여전히 뾰족
한 치료방법이 없는 불치 혹은 난치의 질환으로 남아 있다. 척수
신경 재생에 관한 연구가 세계 각국에서 불철주야 이루어지고 있
으나 아직 이렇다 할 연구결과가 나오지 않은 실정이다. 이러한
난공불락의 영역에 줄기세포는 한 줄기 희망의 빛을 던지며 수많
은 척수장애인들과 연구자들에게 다가온 것이다.

필자가 처음 척수손상에 대한 줄기세포의 치료 가능성에 눈을 뜨게 된 것은 2002년 1월이었다. 대학병원에서 산부인과를 전공으로 하는 임상교수, 더욱이 산과학을 담당하는 터라 탯줄혈액에 대한 애착은 일찍부터 가지고 있었다. 그래서 대학병원에 탯줄은행을 만들고자 힘을 모으고자 했으나 당시로서는 역부족이었다. 장비며 시설도 문제였고, 인력과 기술은 더욱 문제였다. 그런데 기회가 찾아왔다. 같은 대학의 해부학 교수님 한 분이 미국에서 척수손상에 대한 줄기세포연구를 하고 돌아온 것이다. 나는 그분이 귀국하자마자 공동연구를 제안하였고, 탯줄혈액으로부터 단핵세포를 추출하는 역할을 맡게 되었다. 그 후 1년 동안의 연구에서 우리는 사람의 탯줄혈액에서 유래한 단핵세포가 손상된 쥐 척수에 가서 착상할 뿐 아니라 운동능력의 회복에 있어서도 효과가 있다는 결론을 얻었다. 척수손상 쥐를 대상으로 한 연구에서 탯줄줄기세포의 척수신경 재생능력에 대한 가능성을 확인한 후 우리는 사람의 척수손상에 대한 연구에 도전하였다.

탯줄혈액에서 추출한 단핵세포가 손상된 척수신경의 재생에 관여한다면 이는 탯줄혈액 내에 줄기세포가 존재한다는 말인데, 문제는 탯줄혈액으로부터 줄기세포를 추출하여 필요한 양만큼 증폭시키는 기술이 관건이었다. 사람의 척수손상에 대한 연구를 시작한 2003년 3월경만 하더라도 아직 탯줄혈액으로부터 간엽줄기세포를 분리하였다는 연구보고가 희귀하였던 때였다. 그러나 다행히 산학협동연구를 체결한 (주)H 연구팀에서는 2003년 중순부터 성공적으로 간엽줄기세포를 확립하기 시작하였다. 드디어, 2003년 추석이 다가오던 어느 날 임상시험을 추진하였다. 그런데 난관에 부딪혔다. 병원 내 임상시험윤리위원회의 승인도 어려웠지만, 안전성 검사, 유효성 및 독성 검사 등의 전 임상 연구를 거친 후 식약청의 승인을 얻어서야 비로소 임상연구에 들어갈 수 있다는 사실을 알았다. 임상시험이라 하는 것이 그토록 많은 시간이 소요되며 어렵고 복잡할 줄은 미처 몰랐던 것이다. 나는 임상시험의 거대한 장벽 앞에서 좌절을 맛보았다. 설상가상으로 탯줄줄기세포의 임상시험이 사회적인 문제가 되고, 불법 임상시험을 했다느니 하는 신문기사에 병원의 이름이 오르내렸다. 임상시험에 자원한 다섯 분의 후보자들은 기약 없는 기다림 속에 머물러야 했다.

사회적 이슈가 된 불법 임상시험의 논란은 다행스럽게도 식약청에서 법안을 개정함으로써 돌파구를 찾게 되었다. 연구자들의 연구를 돕고, 질병으로 고통하는 환자들에게 하루라도 빨리 치료의 길을 열어 주고자 줄기세포 연구에 한하여 연구자 임상과 응급 임상이라는 예외 조항을 만들었다. 그리고 2004년 7월 시행령이 공고된 것이다. 또다시 나의 연구실에는 임상시험에 관해 문의해 오는 전화가 쇄도하였다. 임상시험을 위해서 집을 아예 광주로 옮긴 분도 있었고, 처음 임상시험 명단에 들었다가 불가피한 이유로 탈락되자 필자를 고소하겠다는 분도 계셨다. 날마다 임상시험을 받게 해 달라는 전화를 수차례씩 받아야 했다.

마침내 임상시술을 위해 첫 번째 대상자로 선정된 M 00 님이 병원에 입원하고, 임상시험팀이 모여서 환자의 상태와 수술방법에 대해 열띤 토론을 하였다. 환자의 척수손상부위가 예상했던 것보다 훨씬 심각한 것이다. 남아 있던 근육마저 심한 위축을 보였고, 척추는 서로 융합하여 척수신경의 접근이 쉽지 않은 상태였다. 임상시험팀에 참여한 교수들은 마취과, 재활의학과 교수가 한 분씩, 정형외과 교수가 세 분, 그리고 필자까지 모두 여섯 명이었다. 수술은 전신마취 상태에서 약 4시간 계속되었고, 수술 당일 항공편으로 탯줄줄기세포가 운반되었다. 세포가 수술실에 도착하면서 수술 진행도 기막히게 일치하여 만족스럽게 세포이식이 이루어졌다. 이제 남은 것은 환자의 마비된 신경이 다시 회복되기를 기대하면서 기다리는 일이다.

수술 후 만 1주째, 믿기지 않는 일이 일어났다. 재활의학과 근전도 검사실에서 환자의 상태를 평가해 본 결과 수술 전과 비교하여 상당한 변화를 보인 것이다. 도대체 환자의 척수신경에 무슨 일이 일어난 것인가? 줄기세포가 콩나물처럼 신경세포로 자라나기라도 했단 말인가? 그런데 변화의 속도는 멈추지 않고 수술 후 2주째, 3주째, 4주째 계속하여 일어났다. 날마다 환자로부터 걸려오는 휴대폰으로 매일매일의 변화가 느껴졌다. 한편으로는 정말 믿기지 않는 일에 놀라움을 금하지 못하면서, 또 한편으로는 이것이 심리적인 현상은 아닌지, 잠깐 이러다가 미미한 변화로 멈춰 버리는 것은 아닌가 하는 걱정도 앞섰다. 그러나 흉추 9번과 12번 손상으로 하반신이 마비되어 지난 20여 년 동안 꿈쩍도 않던 다리가 이제는 누워서 움직이고 조금씩 들어 올릴 수 있으며 보행기를 착용하고 조금씩 걷고, 엉덩이를 자유롭게 움직이는 이런 일이 가능 한 일인가 생각할 때 치료의 기적은 일어난 것임이 틀림없다.

그렇다! 이제 남은 네 분의 후보자를 임상 시험해 보는 일이 급선무다. 그래서 이분들에게 나타나는 결과를 분석하여 일차적인 결론을 내리는 것이 필요하다. 그래서 척수손상 환자에게 탯줄줄기세포의 치료효과를 객관적이고 신뢰할 만한 과학적 증거로 확립하는 일이 과제이다. 물론, 충분한 의과학적 임상적 결론을 내리기 위해서는 더 많은 시간과 더 많은 임상시험 사례와 더욱 치밀하고 다양한 검증이 필요할 것이다. 부작용은 없는 것인지, 안전한 시술인지, 적정의 시술방법은 무엇인지 등 앞으로 수많은 과제가 기다리고 있는 것도 사실이다. 다만, 지금 말할 수 있는 느낌은 대양을 휘저으며 유영하는 거대한 고래 떼의 그 꼬리부분을 목격한 뱃사람의 감격 같은 것이다. 하나님! 우리에게 힘과 지혜를 주소서. 그리고 치료의 권능을 나타내소서.

:: 응급임상시험 경과[94]

① 2004년 10월 12일, M 00 환자의 척수손상 줄기세포 응급임상시험 수술: M 00 환자의 응급 임상시험은 무사히 끝났다. 이때 많은 척수손상 환자들이 M 00 환자의 수술경과에 관심을 가지고, 직접 조선대학교 병원에까지 와서 곁에서 지켜보면서 전국에 있는 환자들에게 인터넷으로 알려 주고 있었다. 나는 환자의 수술경과를 의료진에서 대외적으로 알리지도 않았는데 많은 사람들이 알고 있어서, 그 영문을 알아보니 실은 환자의 경과가 인터넷상에서 실시간으로 알려지고 있었다. 그런데 다행히 환자의 경과는 예상외로

---

94) C H Song et al. A37 - year - old spinal cord - injured female patient transplanted of multipotent stem cells from human UCblood, with improved sensory perception and mobility, both functionally and morphologically. Cytotherapy. 7: 4: 368 - 373, 2005.

좋은 반응을 보이기 시작하였다. 수술 후 일주일 만에 검사한 감각 및 운동신경유발 검사에서 변화가 나타났다. 환자의 상태는 시간이 흐를수록 변화가 뚜렷해지기 시작했다. 이러한 수술 경과에 대해서 병원 측에서도 관심을 보였고, 줄기세포 회사 측에서는 연일 환자의 상태를 문의해 왔다. 환자의 경과에 대해서 논의하고, 또한 임상시험팀을 격려하기 위한 차원에서 회사측에서 광주를 방문하였다. 회사측에서는 임상시험 환자의 경과에 대한 기자회견에 대해서 언급하였는데, 일부 교수들이 성급한 발표일 뿐 아니라 임상시험을 다섯 명 정도 한 후에 발표해야 한다는 의견을 내놓았다 그러나 결국은 경과에 대한 중간보고 형태로 언론에 알리는 것도 나쁘지 않다는 결론에 교수들이 동의하였다.

② 2004년 11월 9일, 식약청 Y 사무관 면담: 11월 9일 식약청 Y 사무관을 방문하여 면담을 가졌는데, 이 면담은 Y 사무관의 요청으로 이루어진 면담이었다. 그는 환자들의 과도한 줄기세포 응급임상시험에 대한 기대와 열기를 우려하는 부분을 집중 얘기하였다. Y 사무관이 언급한 내용은 ㉠ 응급임상시험의 안전문제 ㉡ 시스템 운영문제 등이었는데, 줄기세포 응급임상이 우선 제대혈 관리 측면에서 검증받는 것이 필요하다는 것을 지적하였고, 우리나라 척수손상 환자가 17만 명이나 되는데, 만약 줄기세포 응급임상시험이 과열되면 감당하기 어려운 일이 벌어질지도 모른다고 우려하였다. 동시에 임상시험에 대한 언론보도를 가능한 자제해 줄 것을 요청하였다.

③ 병원측과 회사관계자의 만남: 척수손상 줄기세포 임상시험은 병원 내에서도 큰 반향을 일으켰으며, 병원측에서도 많은 관심을

가지고 주시하고 있었다. 줄기세포 응급임상시험은 줄기세포 회사와 병원과의 긴밀한 협조가 필요한 부분이 많았다. 예를 들면, 응급임상시험 환자에 대한 병원비와 진료비를 임상시험팀에서는 감당할 길이 없었고, 그렇다고 환자들에게 요구하기도 힘든 부분이 많았다. 즉, 원칙상 임상시험은 환자가 비용을 지불하지 않는 것이 원칙이었다. 임상시험을 진행하면서 나는 병원 측의 협조가 절실하던 차에 병원측과 회사의 만남이 이루어졌다. 당시 임상시험팀은 환자에게 투여하는 제대혈 줄기세포를 공급받는 것 외에는 환자에게 소요되는 진료비, 검사비, 입원비 등 일체를 임상시험팀에서 자체 해결해야 했다. 이러한 이유 때문에 나는 병원측과 회사 간의 상호 협력을 얘기하고, 향후 척수손상에 대한 줄기세포 임상연구가 보다 순조롭게 진행되기를 희망하였다. 그런데 막상 만나서 식사자리를 갖긴 했는데, 상호간에 대화가 썩 매끄럽지 못하게 진행되었다. 상호 협력을 모색하기 위해서 가진 자리가 오히려 상호 불신의 자리가 된 것 같았다. 나는 앞으로의 줄기세포 임상시험 연구가 순탄치 못할 것 같은 예감이 들었다.

④ 2004년 11월 25일, 척수손상 줄기세포 임상시험 기자회견: 11월 24일 오전, 회사측으로부터 기자회견 계획을 통보받았다. 기자회견은 11월 25일, 신라호텔 영빈관 토파즈 홀에서 오전 11시에 갖는다는 연락을 기자회견 바로 전날 통보받은 것이다. 그리고 임상시험팀에서 참석해 임상경과를 브리핑해 달라는 것이었다. 나는 즉시 병원측에 가서 이러한 사실을 보고했더니, 병원에서는 일언지하에 기자회견에 협조할 수 없다고 하였다. 그래서 나는 회사측에 전화를 해서 병원의 입장이 기자회견에 협조할 수 없다고 하므로

임상시험팀에서는 참석이 어렵다고 통보하였다. 그러자 회사관계자는 다시 전화로 노발대발하면서, 어떻게 그럴 수 있느냐고 막 흥분하였다. 그렇지만, 병원에서 승인하지 않는 임상시험 관련 기자회견을 개인 자격으로 가서 협조할 수 없는 일이었다. 11월 24일 오후는 내가 외래 진료를 하는 날이기 때문에 나는 오후에 환자를 진료하고 있었다. 그런데 진료가 끝나 갈 무렵인 오후 5시경에 진료부로부터 전화가 왔다. 진료부장의 말인즉, "이번 줄기세포 임상시험은 송 교수가 처음부터 주관하여 진행해 왔으니, 송 교수가 알아서 판단하여 결정하시오." 하였다. 그래서 곰곰이 생각해 보니 이것은 회사와의 신의(信義) 문제라는 생각이 들었다. 즉, 지난 11월 3일 회사관계자들이 광주에 왔을 때 임상시험팀 교수들이 기자회견에 관해서는 회사의 결정에 일임한다고 한 약속이 있는 상황인데, 이제 와서 협조를 해 줄 수 없다고 하는 것은 연구자로서 신의(信義) 문제라고 생각하였다. 나는 진료부로 찾아가서 내일 기자회견에 임상시험팀에서 한 사람이 참석하여 임상적인 경과를 브리핑해야겠다고 하고는 그 다음 날 아침 서울로 향했다.

2004년 11월 25일 오전 11시 신라호텔 영빈관 토파즈 홀에서 기자회견이 있었다. 기자회견장에 들어가자 전면에 커다란 플랜카드를 걸었는데 '척수손상 환자줄기세포 치료 성공'이라는 타이틀이 걸려 있었다. 나는 주최 측인 회사 관계자에게 타이틀에 '치료 성공'이라고 쓰는 것은 타당하지 않다고 하고 타이틀을 내리라고 요구했다. 그러나 회사 측은 이미 기자회견이 진행되었기 때문에 내릴 수 없다고 하였다. 내 순서가 되자 환자의 수술부터 현재까지의 경과를 브리핑하였다. 브리핑에서 나는 다시 한 번 타이틀에 적힌 대로 '치료 성공'이라고는 말할 수 없으며, 단 한 명의 사례이기 때문에 앞으로 관찰이 필요하고, 임상시험을 더 수행해 봐야 하겠지만, 현재 환자의 상태로 봐서는 상당한 가능성이 보인다고 하였다. 이는 마치 "고래를 잡는 어부가 고래의 꼬리부분을 보고 흥분을 감추지 못하는 심정"이라고 심경을 말했다. 그렇다면, 환자에게 나타난 임상적인 변화는 있었는가?

환자의 줄기세포 시술이 있기 전날, 임상시험팀은 환자의 전반적인 소견을 두고 갑론을박하는 토론 시간을 가졌다. 환자의 척수 부위를 촬영한 MRI 소견상 손상된 부위의 척수는 거의 흔적을 찾기 어려운 상태로 가늘어져 있었다. 뇌척수액이 관류하는 통로마저 막혀 있었다. 우리는 환자의 소견으로 보아 이번 임상시험에 기대를 걸기는 어렵다는 결론을 내렸다. 사고로 인하여 척수를 다친 지가 19년이나 지났고, 이미 하지의 근육들이 위축되어 기능을 상실한 상태였기 때문에, 설령 척수신경이 회복되는 일이 있어도, 다리의 기능을 회복하기는 어렵겠다고 하였다. 환자의 손상부위는 T9/10으로서 환자의 배꼽 아래 부위로는 운동 및 감각신경이 기능을 하지 않고 있었다. 임상시험팀은 수술을 앞두고 다시 한 번 열띤 토론에 들어갔다. 그것은 제대혈로부터 유래한 간엽줄기세포를 척수의 어느 부위에다 주입할 것인가 하는 문제였다. 임상팀에서는 이미 1년 전에 환자의 척수강 내에 줄기세포를 주입한 바 있었는데, 환자에게 별다른 변화를 볼 수 없었다. 즉, 척수가 손상된 부위에 주입하지 않고 비교적 안전한 방법으로 척수강 내에 주입하는 방법이 있고, 척수의 건강한 부위에 손상을 초래할 수 있는 척수 내에 직접 주입하는 방법을 두고 임상팀은 논의를 계속하였다.

결국, 우리는 척수 내에 직접 주입하기로 결정하였다. 여기에는 환자의 적극적인 자세도 한몫을 하였다. 환자인 M 00 씨는 확신에 차서 의료진에게 용기를 불어넣었다. 환자의 적극적인 자세에 힘을 얻어 우리는 척수 내에 직접 세포를 주입하기로 결정한 것이다. 수술 후 3일째, 환자가 외래진료를 보고 있는 나에게로 휠체어를 타고 내려왔다. 그리고 하는 말이 배꼽 아래 부분의 감각이 이상하다고 하였다. 나는 그녀가 정신적으로 기대하는 마음이 크기 때문에 주관적으로 느끼는 생각이라고 여기고, 별다른 설명 없이 그녀를 병실로 돌려보냈다. 그런데 수술 후 일주일째 검사한 감각 및 운동신경 전위유발검사에서 변화가 나타나기 시작하였다. 그리고 그 변화는 매주 검사할 때마다 나타났다. 우리는 놀라움과 기대, 그리고 호기심 가운데 환자를 계속 관찰하였다. 환자는 자신의 몸에 나타난 변화에 스스로 놀라워하면서, 찾아온 많은 환자들에게 자신에게 나타난 변화를 보여 주었다. T9/10 부위에 머물러 있던 감각 및 운동신경의 발현 부위가 점차로 아래쪽으로 내려가기 시작하였다. 그리고 L2 부위까지 발현되었다. 환자는 허리부분의 근육을 사용하여 누워서 무릎을 들어올리기도 하고, 보행 연습 시 발을 흔드는 운동을 예전보다 잘할 수 있었다. 이러한 변화는 2005년 1월 15일 그녀가 서울로 이사를 가기 전에 측정한 마지막 10회째의 검사 소견에도 나타난 기록이었다. 기자회견 때에 발표한 내용은 이와 같은 객관적인 평가소견이었다. 기자회견 후에 KBS TV에서 인터뷰를 하였는데, 그날 저녁 뉴스가 방송되었다. 그 후 각 언론사와 지방신문 등 여러 언론 매체에서 인터뷰 요청이 들어왔고, 또 환자를 직접 인터뷰한 내용이 신문과 방송, TV에 소개되었다. 국내 언론뿐 아니라, 해외에서도 관심을 가지고 취재하였고, 임상시험경과 소식은 그야말로 국내외의 뉴스가 되었다. 연구실과 병원 교환실은 업무가 마비될 상황에 이르기까지 문의전화가 쇄도하였다.

기자회견이 초래한 여파는 긍정적인 부분도 있었지만, 부정적인 여파도 컸다. 모 TV방송국에서는 저간의 줄기세포가 환자들에게 상업적으로 시술이 되면서, 피해를 본 환자들의 주장을 보도하면서, 우리가 시행한 척수손상 줄기세포 임상시험의 실상을 추적형태로 보도하기에 이르렀다. 젊은 여자 방송작가로부터 상당히 무례한 언사의 전화를 받기도 하였다. 알고 보니 줄기세포를 공급한 회사에서는 기자회견 내용과 기자회견 때 발표한 임상 소견을 CD로 만들어 홍보용으로 널리 배포하고 있었다. 이곳저곳에서 척수손상 줄기세포 임상시험의 결과에 대하여 신뢰할 수 없다는 반응을 보이는가 하면, 또 한편에서는 수많은 환자들이 전화로 문의해 오고, 외국에서조차 방송을 보고 편지와 이메일을 보내왔다. 멀리 유럽에서 한국에까지 찾아온 환자도 있었다. 이러한 반응들은 한편으로는 너무 과도한 기대와 희망으로 번져 가고 있는 모습을 반영하였고, 또 한편으로는 진지한 과학적 순수성마저도 불신하고 공격하는 모습을 나타내었다. 임상의사의 의학적 관심과 도전이 바이오 기업의 상업적인 이해관계와 얽히는 순간 문제가 복잡해져 가는 것을 느꼈다. 유일한 해결책은 나머지 네 사람의 임상시험을 통해서 제대혈 줄기세포의 임상적 효용성을 과학적으로 더 관찰해 보는 것이었다. 그러나 우리의 기대는 곧 물거품으로 돌아갔다. 후속 임상시험이 난관에 부딪힌 것이다.

⑤ 2005년 1월 31일, M 00 환자 서울로 옮겨 감: M 00 환자의 수술 후 경과 관찰은 주로 전기진단학적인 검사로서 감각신경 전위유발검사와 운동신경 전위유발검사로서 이루어졌다. 이러한 평가는 재활의학과 교수가 맡았는데, M 00 환자는 수술 후 만 3개월째인 다음 해 1월 12일 오후 4시에 검사한 10회째 평가를 마지막으로 2005년 1월 31일, 서울로 옮겨 갔다. 수술 후 10회째 평가한 환자의 경과는 지속적인 호전을 보이고 있었는데, 그녀는 임상시험팀과의 관계를 끊고, 서울로 옮겨 간 것이다. M 00 환자가 서울로 가게 된 배경에는 줄기세포 2차 시술과 관계가 있었고, 회사 측과 병원의 갈등이 원인이었다. 척수손상 임상시험 기자회견이 나간 후 병원측에서는 환자의 임상경과에 대한 자료를 더 이상 회사 측에 보내지 말라는 요청을 하였다. 환자의 평가를 담당했던 교수는 병원측의 요구로, 더 이상 자료를 보내지 않았고, 회사는 환자의 2차 시술을 위한 줄기세포와 앞으로 계속해야 할 나머지 4명의 환자를 위한 줄기세포를 조선대 병원에 공급할 수 없다는 입장을 보였다. 1차 수술로 상당한 호전을 보인 M 00 환자는 조대병원에서 2차 수술을 받으려고 기다리고 있었는데, 병원과 회사의 관계가 악화되자 혹시 2차 수술을 못 받게 되지나 않을까 하여 불안하게 여기고 있었다. 그런 중에 회사에서는 M 00 환자에게 우리 병원에서는 수술을 받지 못할 것이니 서울로 올라오라고 종용하면서 집을 얻어 주고, 남편의 직장도 알아봐 주겠다고 제안하였다. 결국, 그녀는 2005년 1월 31일 서울로 가면서, 나에게는 서울로 떠나기 전날 전화로 알려 주었다.

⑥ M 00 환자의 제대혈 줄기세포 2차 수술과 합병증 발생: 그녀

는 서울로 간 후에 줄기세포 회사와 협력관계에 있던 서울의 한 대학병원 분원인 K병원 신경외과에서 2005년 5월 줄기세포 2차 시술을 받았다. 나는 그녀의 2차 수술결과가 궁금하였다. 그래서 서울 출장에 즈음하여 겸사해서 아내와 함께 그녀의 집을 방문하였다. 그녀는 2차 수술을 받고 집에서 요양 중이었다. 그런데 그곳에서 잠시 얘기를 나누던 그 도중에도 그녀는 제대로 앉지를 못하면서 몹시 고통스러워하고 있었다. 보다 못해 아내가 병원에 한번 가보라고 권면하기까지 하였다. 그녀의 집을 나오는데, 나에게 CT 사진이라고 하면서 CD 한 장을 건네주는 것이었다. 그 다음 주에 그녀로부터 전화가 왔다. 혹시 CT 사진을 보았냐는 것이다. 아직 그녀가 준 CD를 열어 보지 못한 터라 아직 보지 못했다고 하니까 꼭 확인을 부탁하는 것이었다. 마침 며칠 후 임상시험팀의 정기 미팅이 있어서, 회의 중에 나는 M 00 환자를 방문한 얘기며, 수술 후 상태에 대해서 대화를 나누면서 CD를 열어 보았다. 그런데 그곳에 모인 교수들이 모두 놀라지 않을 수 없었다. CT 소견에 수술을 받고 난 그녀의 척추는 심하게 변형을 보이고 있었다. 그녀는 수술부위의 감염으로 서울의 다른 병원에서 오랜 치료를 받은 후에야 겨우 생명을 유지하고, 후유증에서 벗어났다. 그녀의 상태는 예전보다 더 못한 상태로 돌아갔다. 결국, 그녀는 2차 수술을 시행한 병원과 줄기세포 회사를 상대로 법적인 소송을 제기한다는 소문이 들려왔다. 그런 와중에, 그녀의 상태에 관심을 집중하고 있던 방송국에서는 2차 수술 이후의 그녀의 상태를 추적하면서, 최초 임상시험을 시행하였던 우리 대학의 결과를 취재한다고 하여 나는 또 한 번의 인터뷰에 응해야 했다. 2차 수술의 합병증으로 사경(死

境)을 헤매던 그녀가 겨우 회복된 후, 그녀의 상태는 처음보다 더 못한 상황이 되었고, 언론에 그녀의 근황이 보도되자 줄기세포 임상시험은 찬 서리를 맞은 듯하였다. 꿈을 향하여 도전하던 임상의사의 용기가 꺾이는 기분이었다.

:: 줄기세포 연구 벤처기업

줄기세포 응급임상시험으로 인해서 언론의 조명을 받게 되자 2004년 12월부터 여기저기서 연구를 같이하자고 하는 제의가 들어왔다. 일본에서, 미국에서, 독일에서 연구소를 같이하자는 제의가 들어왔는데, 일본에서 들어온 제의는 자신들이 이미 확립한 배아줄기세포를 이용하여 임상시험과 척수손상 환자의 치료를 하자는 것이었고, 독일에서는 함께 연구를 수행하자는 이메일이 왔다. 이 무렵 동료 교수를 통해서 연구소를 설립해 주겠다고 하는 국내 투자자의 제의가 또 들어왔다.

투자자들은 동료 교수와 같은 대학에 근무하는 지명도가 높은 교수를 통해서 연구소 설립을 제의해 왔다. 그 제안은 연구자의 입장에서 마다할 이유가 없는 제안이었다. 나는 이분들이 제안하는 내용이 너무 황당하기도 하고, 믿기지가 않고, 또 이해할 수 없는 부분도 있었으나, 식사하면서 여러 가지 얘기를 나누는 가운데 이분들의 제안이 상당한 타당성이 있으며, 줄기세포 분야에 대한 기본적인 기대와 확신에 근거하고 있기 때문에 공감이 되는 부분이 많았다. 그래서 이들의 제안을 수락하기로 하였다. 이분들의 줄기세포 분야에 대한 전망과 향후 가능성에 대한 확신은 많은 부분 공감이 갔으며, 연구자인 나보다 바이오산업의 미래 동향을 읽을 줄 아는 안목에 은근히 놀라기도 하였다. 다만, 궁금한 것이 왜 하필 나에게 투자를 하겠다는 것인지 얼른 이해가 가지 않았지만, 함께 자리를 같이한 동료 교수와 그분들의 말이 줄기세포 임상시험으로 내가 이미 상당히 유명하고, 특히 투자자의 한 분의 매형인 L 교수가 이 지역의 우수한 연구자에게 투자를 해 달라고 적극 권한 점도 작용했다고 하였다. 나는 혹시 이분들이 나만이 갖고 있는 줄기세포의 기술이 있을 것이라고 기대해서 나를 지목하지나 않았는지 염려가 되었다. 그래서 이번 척수손상 줄기세포 임상시험의 성격을 소상히 설명하면서, 줄기세포는 서울의 모 회사로부터 공급받아, 임상시험팀에서 환자의 척수 내에 이식하는 수술을 수행한 것이라고 설명하였다. 아무튼 그 자리에서 나는 연구비를 투자받아서 줄기세포 연구를 수행하는 것을 원칙적으로 동의하는 것으로 결론을 내렸다. 그분들이 투자하겠다고 제시한 연구비의 규모는 더 컸지만, 후에 나는 실행 단계에서 대략 00억 원의 연구비를 구체적으로 제시하였고, 내가 제시한 연구비 규모로 정확하게 투자해 주었다.

나는 그동안 줄기세포를 서울의 줄기세포 회사로부터 공급받아 임상시험을 수행하였다. 그러다 보니 많은 어려움이 있었다. 정말 연구해야 하는 줄기세포와 관련된 기초연구는 엄두도 낼 수 없었다. 동물실험을 한 번 수행하려고 해도, 회사의 줄기세포에 대한 보안 때문에 많은 제약이 따랐다. 줄기세포를 필요한 만큼 공급받지 못해서 임상시험 외에는 하고 싶은 연구를 수행할 수가 없었다.

설령 좋은 임상시험 성적을 낸다고 할지라도 회사로부터 공급받은 줄기세포에 의존하는 연구는 결과적으로 회사가 그 성과를 가져가는 형국이었다. 따라서 독자적인 연구를 할 수 있다는 것은 모든 연구자들이 바라는 제안이었다. 나는 그동안 국가 연구비에 많이 선정되는 덕분에 비교적 다른 교수들에 비해서 많은 연구비를 운영해 왔다. 그러나 정말 연구다운 연구를 수행하려면 박사, 석사 연구원들을 채용하여 연구해야 하는데, 그렇게 하기 위해서는 연간 1-2억의 연구비를 수혜받아야만 박사급 연구원을 쓸 정도가 된다. 그래서 연구자가 연구비만 충분히 지원된다면 무슨 연구인들 못 하겠는가 하는 것이 내 소신이었다. 내가 투자자들의 제안을 거절할 이유가 하나도 없었다. 연구비만 충분히 지원된다면 학창시절부터의 소망인 척수손상으로 인한 사지마비, 전신마비, 하반신마비 등의 환자를 일으켜 세우는 괄목할 만한 연구 성과를 낼 수 있는 것이다.

연구소의 설립과정은 매우 속전속결로 이루어졌다. 투자자 중의 한 분의 매형인 L 교수가 모든 절차를 맡아서 수속을 밟았다. 법인 설립, 주주 구성, 지분 배정 등의 법적인 절차에 이어서, 연구소장의 영입과 연구원의 채용이 이루어졌다. 나는 교수직을 병행하면서 벤처기업의 대표를 맡아야 하였다. 연구소가 대학 내에 자리하여야 하기 때문에 연구소 공간을 얻고자 많은 노력을 기울였다. 대학의 분위기는 외부 기업이 학내에 들어오는 것을 얼른 용납하지 못하는 듯하였다. 총장을 만나서 브리핑을 하고, 기획조정 실장과 식사를 하면서 연구공간을 탄원하였으며, 산학협력단 직원들과는 무수하게 만나서 얘기를 나누었다. 대학에 건물도 그렇게 많고,

공간도 많이 있는 것 같은데 연구소 공간으로 내어 줄 몇 평방미터의 공간은 없었다. 산학협력단 직원들도 교수가 벤처기업을 만들어 시작하는 것을 개념적으로 이해하지 못하고 있었다. 자꾸 하는 말이 내가 투자받은 돈을 대학에 넣어 두고, 대학으로 하여금 이를 관리하도록 하라는 것이었다. 주식회사 기업의 속성을 이해하지 못하고 대학의 입장에서만 생각하고 요구하였다. 동시에 교수가 기업의 대표이사를 맡으려면 대학으로부터 겸직 승인을 받아야 한다. 나는 겸직을 승인해 달라고 서류를 제출하였다. 그러나 겸직 승인이 나지 않는 것이었다. 의과대학 임상교수가 환자나 많이 보아야 할 것이지 무슨 회사의 대표이사를 한다는 거냐고 하였다. 연구소를 설립하기는 하였지만, 대학 내에 연구소 공간을 얻을 수도 없었고, 교수로서 겸직 승인도 얻을 수 없게 되자 난감하기만 하였다. 그래도 어찌하든지 연구를 수행할 공간을 얻어 보려고 각 방면으로 알아보았다. 마침내 학내에서는 공간을 얻을 가망이 없다고 생각하고, 학교 근방에 임대건물을 얻으려고 하던 참인데 연구소 공간을 내어 주겠다고 하는 교수가 있었다. 마침 그분은 실험실 공간이 남아 있던 차에 나의 딱한 소식을 전해들은 모양이었다. 이렇게 해서 나는 나의 연구실이 있는 같은 건물 내에 연구소 공간을 얻을 수 있었다. 약 5개월가량을 연구소 공간문제로 전전긍긍하였던 것이다. 연구소 공간을 정식으로 갖지 못한 5개월 동안, 연구원들은 한 명, 두 명 늘어나는데, 연구원들이 있을 곳은 없고 하자 내가 실험실로 쓰던 곳에 책상을 붙여 두고 불편하게 지냈다.

:: 서울 중앙지검의 조사

　줄기세포 연구소가 설립되자 나는 본격적으로 제대혈 유래 간엽 줄기세포를 자체 배양하고 생산하여 척수손상 환자에 대한 치료제를 개발하고자 꿈에 부풀어 있었다. 그동안 제대로 된 실험실을 갖추지도 못했고, 연구원도 아르바이트 학생을 데리고 연구하던 열악한 환경에서도 줄기세포를 연구하고자 애쓴 보람이 있었다. 석사 연구원을 중국으로 파견을 보내기도 하였고, 줄기세포회사와 공동으로 임상실험을 추진하면서 많은 어려움도 있었는데, 이제 마음껏 연구다운 기초연구를 할 수 있다는 생각에 그 힘들고 위험부담이 많은 응급임상시험은 더 이상 할 필요가 없다고 생각하였다. 제대로 된 연구가 축적된 이후에 충분한 과학적, 이론적 정립이 이루어지면 그때 가서 임상시험을 정식으로 진행할 수 있는 것이다.

　그런데 연구소가 설립되고 나자 나는 기업으로부터 연구비를 지원받아서 하는 연구의 근본적인 속성과 한계를 느끼기 시작하였다. 연구소 설립을 제안하여 투자를 성사시켜 준 측에서는 나와 생각이 약간 달랐다. 나는 당시에 수개월 동안 척수손상 줄기세포 임상시험으로 인하여 매스컴에 자주 오르내리곤 하였다. 사회적인 이슈가 될 정도로 척수손상의 줄기세포 치료는 세간의 관심을 모았고, 황우석 박사의 배아줄기세포 연구의 영향으로 줄기세포는 난치병 치료의 떠오르는 희망으로 등장한 것이다. 이런 것들은 본질상 연구와는 거리가 먼 것들이었지만, 기업을 하는 입장에서는 사회적 관심과 이슈가 중요하였던 모양이다. 그분들은, 내가 계속해서 언론의 조명을 받을 수 있으면 좋겠다는 입장을 표명하였다. 그리고 사회적 관심을 모으고 있는 줄기세포 임상시험을 중단하지 말고 수행해 달라고 하는 구체적인 요구까지 하였다.

나는 깊은 우려와 근심을 하지 않을 수 없었다. 결국 기업의 연구비를 지원받아서 연구한다는 것이 쉬운 일이 아니라는 것을 알았다. 언제인가 외국의 만화에서 본 듯한 권총으로 위협받으면서 연구하는 과학자의 모습이 연상되었다. 그러한 우려는 그것으로 끝나지 않았다. 아직 본격적인 줄기세포 연구가 시작되기도 전에 내가 세간을 놀라게 할 줄기세포 치료법을 개발하였다고 하는 언론 보도가 난 것이다.

식약청의 한 사무관이 보도 자료를 보고 나에게 제보해 주었다. 나는 투자 회사 측의 관련된 분들에게 전화를 걸어 보도 자료를 냈는가를 확인하니 대수로운 일이 아니라는 듯 얼버무렸다. 아직 보도 자료가 어떤 내용인지 확인하지 못했지만, 짐작컨대 시신경 환자의 줄기세포 임상시험에 관한 보도 자료를 낸 것 같았다. 당시 나는 안과 교수와 함께 시신경 환자에 대한 줄기세포 임상시험을 추진해 오던 중이었다. 그러나 연구소 설립과 동시에 그동안 줄기세포를 공급받던 회사로부터 줄기세포 공급이 어려워지자 시신경 임상시험은 우여곡절 끝에 또 다른 줄기세포 회사인 M사로부터 줄기세포를 공급받기로 하여서, 나와는 사실상 직접적인 관계가 없던 상황이었다.

그런데 나에게 허락은커녕 일언반구 상의도 없이 시(視)신경 줄기세포 임상시험에 관해 보도 자료를 냈다고 하니 황당하기 이를 데 없는 것이었다. 나는 보도 자료를 철회하도록 요구하였다. 그러나 잠시 후 한 경제신문사로부터 보도 자료에 대한 확인 전화가 왔다. 나는 기자에게 사실관계를 설명하면서 보도 자료 철회를 요구하였고, 그 신문사에서는 기사화하지를 않았다. 하지만, 나에게 확인전화를 해 오지 않았던 또 다른 인터넷 신문에 그 다음 날 기사가 나간 것이다. 나는 인터넷으로 기사를 읽고 기절초풍하지 않을 수 없었다.

기사내용은 "맹인이 눈을 뜨게 하는 치료법을 개발하였다."는 것이다. 즉, 자신들의 회사에서 투자한 (주)OO 연구소 S 교수가 맹인의 눈을 뜨게 하는 치료법을 개발하여 내년쯤 상용화가 가능하고, 구체적인 진행과정으로 이미 식약청에 임상시험이 승인이 되어 언제쯤 임상시험이 진행이 될 예정이라는 것이었다. 나는 이 문제가 주식투자자들의 이해관계로 발전할 수 있겠다는 것을 직감할 수 있었다. 그동안 나의 연구실에는 투자자라고 하는 분들이 전화를 해서 언제쯤 좋은 결과가 나오느냐, 임상시험은 언제 하느냐 등의 문의를 해 오곤 하였다. 투자자들은 식약청에까지 전화를 해서 척수손상 줄기세포 임상시험을 왜 승인해 주지 않는 것이냐는 항의를 하기도 하였다. 그래서 나는 언론보도가 주가와 직결된 문제임을 본능적으로 느꼈다. 당시 투자를 해 준 회사의 주가가 연일 오르고 있었던 때였다. 나는 언론보도가 나간 다음날 투자를 해 준 회사의 대표이사 앞으로 언론보도 정정요청과 함께 나의 허락과 동의도 없이, 아무런 사전 문의도 없이 연구내용을 임의로 보도한 사실을 항의하는 항의서신을 내용증명으로 보냈다. 만일의 사태에 대비하여 나를 보호하기 위한 최소한의 수단이었다. 나는 언론보도가 나가기 전에 이미 그분들에게 시신경 줄기세포 임상시험 건은 보도할 내용이 아니라고 하는 사실을 얘기하였다. 보도 자료가 나갔다는 제보를 받고는 보도 자료 철회를 요구하였다. 그리고 인터 넷으로 신문 기사를 확인하자마자 신문사에 전화를 걸어 항의와 책망을 하면서 기사 내용을 삭제할 것을 요구하였다. 그런데 어찌 된 영문인지 나의 요구와 항의는 받아들여지지 않았다. 이제 내가 할 수 있는 최소한의 자기 방어는 항의서한을 내용증명으로 보내 는 것이었다. 그리고 며칠 후에 다른 신문에 그 기사가 허위보도 라고 하는 기사가 떴다. 이미 식약청에 사실 관계를 확인해 본 후 에 기사를 작성한 듯하였다. 그리고 나에게도 그 기사를 실은 기 자로부터 인터뷰 전화가 왔다. 나는 있는 그대로 얘기를 해 주었 고, 내용증명을 보내 항의하였다는 말도 해 주었다. 결국, 처음 보 도 자료를 내고 신문 기사를 실었던 투자회사 측은 경찰과 금융감 독원, 그리고 검찰의 조사를 받게 되었다. 나 역시 경찰의 방문조 사와 금융감독원의 방문조사를 다섯 시간 이상 받게 되었다. 금융 감독원이 마침내 관련자 여섯 명을 검찰에 고발하면서, 나는 참고 인 자격으로 검찰의 소환조사를 받게 되었다. 어느 날 서울 중앙 지검에서 전화가 왔다. 출석을 요구하는 전화였다.

처음에 중앙지검에 출석할 때는 가벼운 마음으로 올라갔다. 내 용증명을 보여 주며, 사실관계를 있는 그대로 얘기해 주기만 하면 나는 금방 조사가 끝나고 나와는 무관한 사건이 될 것으로 생각하 였다. 그런데 나의 그 기대는 어긋났다. 나는 무려 13시간 동안의 조사를 받으면서 거의 녹초가 되고 말았다. 검사실에 들어가니 검 사는 나에게 상당히 예우를 갖추어 주는 인상을 받았다. 조사관도 존칭어를 쓰면서 깍듯이 예우를 갖추었다. 그러나 밤 11시까지 계 속되는 조사를 받으면서, 나는 지치고 또 너무나 힘들었다. 조사를 마치고 어두운 중앙지검 건물을 걸어 나오는데, 나도 모르게 눈물이 났다. 힘들었다. 중앙지검의 출석요구는 한 번으로 끝나지 않았다. 두 번째는 다섯 시간 동안 조사를 받았다. 세 번째 출석 때에는 대질심문을 받았다. 이때도 여덟 시간 이상의 조사를 받았다. 그리고 나는 모든 조사가 끝나고 일이 종결되었다고 생각하였다.

그런데 어느 날 추석을 앞두고 중앙지검 검사실로부터 전화가 왔다. 담당검사와 조사관이 바뀌었다. 조사관이 나에게 출석을 요구하면서 "교수님도 어느 정도 관련이 되어 있으니 나와 주셔야 하겠습니다." 하는 것이었다. 전화를 끊자마자 불길한 예감이 들었다. 이전과는 전화상으로 전해 오는 느낌이 달랐다. 이곳저곳을 수소문하여 도대체 그 사건의 전개가 어떻게 되어 가고 있기에 한두 번이 아니고 네 번째나 나를 참고인으로 부르는가를 알아보았다. 아는 인맥을 통해서 검사실의 분위기를 알아본 것이다. 다행히 고검에 계시는 한 분을 통해서 소상하게 그 내막을 들을 수 있었다. 현재 나의 신분은 참고인이 맞는데, 피내사자의 신분이기는 하지만 언제든 피의자로 바뀌게 될 가능성이 있다는 것이다. 그 배경이 최근에 조사를 받은 피의자가 나를 물고 늘어지고 있고, 책임을 나에게 떠넘기고 있다는 것이다. 그리고 매우 중요한 조언을 해 주었다. 즉, 진술서를 작성하여 가지고 가서 임의제출 형식으로 제시하면 많은 도움이 될 것이라는 것이다. 그분은 작성 양식에서부터, 조사를 받을 때 흥분하지 말 것과 상대방과의 대질심문에서 불리한 내용이 나오면 적극적으로 대처하라고 하였다. 그래서 나는 그분이 가르쳐 준 대로 A4 용지에 글씨크기 14호로 약 100여 쪽의 내용을 만들어 제본해 가지고 올라갔다.

　나는 3년 전의 일들을 서술하면서 나의 교수수첩을 전적으로 의지하였다. 나는 기록하는 습관이 있다. 거의 모든 것을 기록하고자 한다. 그래서 나의 손에는 항상 교수수첩이 들려 있다. 누구와 식사를 하다가도 메모해야 할 내용이 있으면 그때그때 기록한다. 이런 습관 덕분에, 3년 전 연구소를 시작하면서 있었던 모든 과정들과 사건들이 내 교수수첩에 소상히 날짜와 시간, 장소, 대화내용까지 기록이 되어 있었다. 나는 사실에 근거한 기록을 무려 100여 쪽 서술하였다. 몇 년 몇 월 며칠 몇 시, 어디에서 누구와, 어떤 내용을 대화하였는지가 분 단위까지 기록이 되어 있었다. 조사관도 나의 수첩을 참고한다고 해서 수첩을 빌려 주었다. 나중에 안 일이지만 내 수첩에 수사의 매우 중요한 단서가 되는 사건의 날짜가 기록되었다고 전해 들었다. 나는 100여 쪽의 진술서를 작성하느라 추석 연휴 3일 동안 시골 부모님 댁에 내려가지 않고 광주에 머물면서 글만 썼다. 이렇게 장문(長文)의 글이 효력이 있었던지 어느 날 중앙지검으로부터 전화가 왔다. 맡겨 놓은 수첩을 찾아가라는 것이었다. 다시는 가고 싶지 않은 곳이었지만, 학회참석 차 서울에 갔을 때 제과점에서 롤빵을 하나 사 들고 중앙지검 검사실을 방문하였다.

　세상을 살아가면서, 이처럼 나와는 전혀 무관한 일로도 이렇게 고생을 하게 되었다는 생각을 하니 참으로 씁쓸하였다. 나는 검찰에 불려 다니는 동안 또 하나의 사실을 알게 되었다. 네 번째 검찰의 출석요구를 받게 되자 주변에서는 변호사를 선임하라는 충고를 많이 해 주었다. 그래서 평소에 잘 알고 있던 변호사를 통해서 서울 로펌에 있는 변호사를 소개받았다. 검사장 출신이라고 하는데 매우 유명하다고 하였다. 그런데 문제는 변호사 선임료였다. 일단 사건의 전모를 대략 파악한 변호사는 나에게 변호사 선임료로서 수천만 원을 제시하였다. 그것으로 끝나는 것이 아니라 성공하였을 때의 성공사례금으로 또 수천만 원을 제시하였다. 약 6천여 만 원 이상의 비용을 제시하였다. 나는 대학교수로서 만일의 하나 기소를 당하거나, 혹은 재판을 받아 죄가 있다는 판결이 나오면 교수직을 유지할 수 없다. 이런 측면에서 보면 변호사 선임료가 아무리 비싸더라고 울며 겨자 먹기 식으로 변호사를 선임하는 것이 좋을 것 같았다. 주변에서는 변호사를 반드시 선임하라고 하는 충정 어린 조언도 있었다. 그런데 아버지께서 조용히 말씀하셨다. 아버지께서 보시기에는 아직 참고인 조사를 받는 단계이므로, 좀 더 지켜보고 결정해도 좋겠다고 하셨다. 아버지는 기도하시는 분이다. 그래서 나는 아버지의 말씀대로 변호사 선임하는 문제를 일단 없던 것으로 하였다. 모든 일이 지나고 보니까 그때 아버지의 말씀이 옳았다.

:: 도전과 전망

나는 연구소를 시작하면서 연구목표를 분명히 하였다. 척수손상 환자의 제대혈 줄기세포 치료제를 개발하는 것이다. 우선 제대혈로부터 간엽줄기세포를 분리 배양하는 기술을 확립하는 것이 급선무였다. 당시에 나를 비롯하여 연구원들과 연구소장으로 온 A 박사까지 누구도 제대혈 간엽줄기세포의 분리기술을 알고 있지 못했다. 제대혈을 가지고 줄기세포 분리법을 시도한 지 약 한 달째 되던

난 처음으로 간엽줄기세포의 모습을 발견하였다.[95] 모든 연구원들
이 흥분하고, 기뻐하였다. 우리는 조촐한 축하파티를 가졌다. 그러
나 간엽줄기세포를 분리해 내는 일은 첫 단계에 불과하다. 제대혈
로부터 간엽줄기세포를 분리해 내는 분리율은 20% 내외이다. 배양
기술도 이미 특허에 묶여 있는 기존의 배양법을 답습해서는 안 된
다. 우리만의 고유한 배양법, 배양액을 개발해야만 독자적인 기술
이 된다. 또 분리한 간엽줄기세포가 줄기세포인지를 확인하는 과정
이 필요하다. 다양한 세포로 분화가 가능한지를 직접 분화유도를
통해 확인해야 한다. 또 간엽줄기세포의 특성을 지니고 있는지 표
지항원을 측정함으로써 이를 검증해야 한다. 그리고 간엽줄기세포
를 실제 동물실험을 통해서 척수손상에 미치는 효과를 평가해야
한다. 이 모든 과정은 식약청에서 척수손상 치료목적의 제대혈 간
엽줄기세포 치료제 개발의 임상시험승인 절차에 의해 진행되어야
한다. 새로운 세포치료제를 개발하는 일이란 이처럼 줄기세포의 분
리에서부터 배양, 증식, 특성화, 검증에 이어 전 임상 연구를 통한
안전성 확보, 그리고 동물실험에서의 유효성 확보에 이르기까지 까
다로운 요건들을 충족시켜야 하는 복잡하고 방대한 작업이다. 연구
소의 연구팀은 다섯 팀으로 나누어 연구를 수행하였다. 제1팀은
줄기세포를 분리해서 배양하는 일을 한다. 밥을 하는 일에다 비유
하면 볍씨를 뿌리고, 모를 키워서 모내기를 하고, 벼가 자라면 추
수를 하는 과정과 같다. 제2팀은 배양과정에 필요한 배지를 개발

---

95) 송창훈 외, In vivo bioluminescence imaging of cord blood derived mesenchymal
    stem cell transplantation into rat myocardium, Annals of Nuclear Medicine, 20: 3:
    165 - 170, 2006.

하는 일을 하였다. 배지개발이란 벼농사의 비료를 개발하는 일과 같다. 제3팀은 줄기세포의 분화와 노화 과정의 복잡한 기전을 연구하는 일을 하였다. 그리고 4팀과 5팀은 동물 실험팀이었는데, 개와 쥐를 이용하여 척수손상 모델을 만들고, 척수손상 쥐와 개의 척수에 줄기세포를 주입하여 그 효과를 분석하는 일을 하였다. 이렇게 하여 확립된 제대혈 간엽줄기세포가 안전한지를 보기 위하여, 전 임상 독성시험기관에 의뢰하여 안전성 시험을 거쳐야 한다. 약 수개월이 소요되는 이 실험에서 줄기세포가 인체에 들어가도 안전하다는 평가를 얻으면, 최종적으로 식약청에 임상시험승인을 요청한다. 임상시험은 1, 2, 3상으로 나뉘는데 사람을 대상으로 줄기세포 치료제를 적용해 보는 과정으로서 많은 비용과 시간이 소요된다. 임상시험 승인을 받기 위해서는 식약청의 심사를 받아야 하는데, 이 과정이 어렵고 까다롭다. 외국의 사례들을 참고하여 인체에 무해하고 효과가 있는 세포치료제로 허가를 받기 위해서는 어렵고 힘든 과정을 거쳐야 하는 것이다. 현재 우리 연구소에서는 식약청 임상시험 승인을 위한 준비단계에 있다.

과연 제대혈 간엽줄기세포는 손상된 척수신경을 회복시키는가?

결론부터 말하자면, 아직은 그 증거를 제시하기에는 많은 어려움이 있다. 그렇다면, 효과가 없다는 얘기인가? 효과가 없다고 하는 증거를 제시하는 면에서도 마찬가지이다. 한마디로 아직 진행 중인 연구인 것이다. 많은 연구팀에서 줄기세포가 손상된 척수신경의 기능을 증진시키거나 개선시키는 결과를 보이고 있다고 보고하고 있다. 우리 연구소에서 보이는 결과 역시 일정 부분 손상된 척수 기능의 개선을 보이는 부분이 있다. 현재까지 줄기세포에 대한 평가는 임상적으로나 실험연구에서 무엇인가 변화가 보이는 것은 부인할 수 없다는 결론이다. 그렇기 때문에 성체줄기세포에 대한 연구개발을 중단해야 한다는 결론을 내릴 수 없는 것이다. 성체줄기세포를 이용한 척수질환이나 기타 신경계 질환의 세포치료제 개발을 진행하고 있는 바이오기업들이 몇 군데 있다. 이들 기업들은 위에서 줄기세포의 신경재생에 대한 확고한 믿음 위에서 이 일을 하고 있는 것이다.

아직은 줄기세포가 인간의 몸에 들어가서 손상된 뇌신경이나 척수신경에 대하여 어떻게 작용하고, 그 기능을 어떤 방식으로 개선시키는지는 연구 중에 있는 미지의 영역이다. 물론 줄기세포가 신경세포로 분화한다는 기초적인 사실이야 이미 확인되었다. 그러나 실험실에서 적절한 조건을 만들어 줌으로써 신경세포로 분화가 가능할지라도, 인체에 들어간 줄기세포가 스스로 주변 환경의 영향을 받아 신경세포로 분화하는지는 아직 명확히 밝혀지지 않았다. 또 인체에서 외부로부터 주입된 줄기세포가 신경세포로 분화한다고 할지라도, 복잡한 척수신경계의 다양한 신경세포들의 유기적인 구성과 기능에 맞게 분화할 수 있는지에 대해서도 아는 바가 없다. 외부에서 주입된 줄기세포는 인체에 착상하면서, 생존하는 세포, 사멸하는 세포로 나뉜다. 즉, 모든 줄기세포들이 인체에 주입된 이후 생존하는 것은 아니다. 생존하는 세포와 사멸하는 세포의 비율이 어느 정도이며, 생존세포의 운명은 어떻게 되는지에 대한 사실도 명확히 밝혀져야 한다. 생존세포가 이상적인 환경의 도움으로 원하는 신경세포로 분화가 이루어졌을 때, 최종적으로 분화된 세포의 운명은 또 어떠한지에 대해서도 연구가 필요하다. 즉, 분화가 이루어진 세포는 영구적인 기능을 한다고 기대할 수 없고 일정한 운명을 갖게 되는데, 그렇다면 신경회복의 경과는 어떻게 되는가 하는 질문이 생긴다.

성체줄기세포의 경우 줄기세포라고 하는 개념에서부터 규명해야 할 부분들이 있다. 줄기세포가 고유한 줄기세포의 특성을 지니고, 극소수의 세포들로 존재하고 있는 것인가, 아니면 체세포의 일부가 특정한 환경에서 줄기세포의 특성을 획득해 가는 것인가? 줄기세포가 신경세포 등의 특정한 세포로 분화가 이루어지는 신호전달과 정도 밝혀져야 한다. 줄기세포의 다양성 역시 밝혀져야 할 부분들이다. 이처럼, 아직 성체줄기세포의 특성에 관한 많은 부분들이 밝혀져야 하는 실정이다. 이러한 사실들이 규명될 때 우리는 성체줄기세포가 척수손상이나 뇌질환의 치료제로서 인정을 받고, 널리 활용되리라 생각한다.

약속의 땅을 향한 순례

:: 신약개발로 승부하라

　다가오는 미래를 위해 우리는 무엇을 해야 할 것인가? 현대의학의 패러다임이 변화하고 있는 위기와 기회의 광야에서 우리가 바라보아야 할 약속의 땅은 어디인가? 『신약 오딧세이 - 21세기 한국 경제, 신약개발로 승부하라』의 저자 심재우는 그의 책에서 이렇게 말한다. "신약개발은 그 생명공학의 꽃이다. 지금 왜 한국 경제가 신약개발로 승부해야 하는가? 블루 다이아몬드로 불리며 전 세계 고개 숙인 남자들의 희망으로 떠오른 비아그라가 현재까지 제약사에 벌어 준 돈은 얼마나 될까? 기적의 항암제라 칭송받는 글리벡이 벌어들인 돈은 또 얼마일까? '블록버스터'라는 말이 있다. 미국 할리우드에서 거액의 제작비를 들여 만들어 낸 영화를 두고 쓰는 말이지만, 제약업계에서도 '대박을 터뜨린 의약품'이라는 의미로 통용된다. 제약업계의 블록버스터는 전 세계에서 연간 10억 달러 이상 팔리는 의약품을 뜻한다. 최근의 블록버스터를 꼽으라면 세계 1위의 제약사 화이자의 콜레스테롤 저해제인 '리피토'를 빼놓을 수 없다. 1996년 12월 17일 미국에서 출시된 제품으로, 이후 지속적으로 매출이 늘어나 2004년에는 10조 8,000억 원의 판매고를 올렸다. 원래는 미국의 워너람버트라는 회사가 개발했으나, 화이자가 공동으로 판매하다가 엄청난 수입이 예감되자 아예 워너람버트를 인수해 버렸다. 특허 출원 후 20년간 독점권이 주어질 뿐 아니라 영업이익은 매출의 30~50%에 이를 정도다. 웃돈을 많이 주더라도 화이자로서는 '굿 비즈니스'였다. 이처럼 신약개발은 황금알을 낳는 거위가 될 수 있다. 한 번 낳기가 어려워서 그렇지 이만큼 고부가가치를 내는 산업이 없다. 한국이 자랑하는 조선산업이나 자동차산업 모두 고용 효과가 크고 엄청난 수출 실적을 자랑하고 있지만, 영업 이익률은 10% 미만이다. 신약을 개발하면 독점적인 지위를 확보하게 됨은 물론 엄청난 이익이 창출된다."

우리나라의 신약개발 역사는 길지 않다. 1999년 SK제약이 개발한 항암제 '선플라(sunpla)주'가 국내 최초로 식품의약품 안전청으로부터 품목허가를 받게 된 것을 계기로, 우리나라는 제약 산업이 시작된 이래 100년 만에 신약개발국 대열에 합류하게 되었고 선플라주로 인해 한국은 세계 11번째 신약개발국으로 올라섰다. 항암제 '선플라주'의 개발은 우리나라 초등학교 교과서에도 실리는 괄목할 만한 일이었다. 그러나 국내 최초의 신약이 나오기까지는 약 9년간의 연구와 80억 원 이상의 연구비가 투입되는 어려운 개발과정이 있었다. 신약개발은 막대한 비용과 시간이 소요된다는 점에서 대기업의 지원과 주관 아래 하지 않으면 성공을 기대하기 어려운 도전

이다. 신약개발의 추세가 전 세계적으로도 임상시험이 까다로워졌
고, 신약으로 허가받기까지 천문학적인 비용과 오랜 시간이 소요되
는 반면에 경제적인 효과를 보장하는 약제의 개발은 상대적으로 어
려운 실정이다. 물론, 신약개발의 블록버스터가 이러한 희생에 대한
보상을 해 주고, 여전히 신약개발은 가장 경쟁력 있는 산업으로 인
정받고 있는 것은 부인할 수 없다. 그렇지만, 신약개발의 성공에 대
한 기대를 만끽하기에는 극복해야 할 장애물들이 많이 있다.

James Le Fanu는 『현대의학의 역사』에서 1970년대 이후를 신약
의 빈곤 현상이 나타난 시대라고 하였다. 1960년대까지를 신약의
풍요시대가 끝나고, 몇 가지 요인들이 신약의 빈곤시대를 대변하고
있다고 하였다. 그 하나는 쓸 만한 신약을 개발하기가 어려워졌다
는 것인데, 다발성경화증이나 알츠하이머와 같은 질병의 치료제가
개발되지 못하고 있는 것이 그 예이다. 또 하나는 신약개발에 따
르는 규제와 조건이 까다로워짐으로써 연구비의 부담이 커진 것이
다. 실제로 우리나라에서도 신약개발에 따르는 평균 기간과 비용이
14.5년에 6억 달러가 소요된다는 통계가 제시된 바 있다. James Le
Fanu가 그의 저서 『현대의학의 역사』에서 지적한바 1970년대 이
후 신약의 발견이 어려운 이유 중의 하나는 신약개발에 사용된 연
구방법론을 들고 있다. 즉, 1960년대의 신약개발 방식은 질환의 기
전적인 배경을 모른 채 무작위로 후보물질을 시험적으로 탐색해
보는 가운데, 질환에 효과가 있는 약제를 우연히 발견하는 식이었
다는 것이다. 그런데 분자생물학이 발달하고 세포 내 신호전달체계
를 고려하기 시작하면서, 신약개발은 1960년 식의 주먹구구식이
아니라, 세포 내의 신호전달과정에 근거한 정확한 기전적 배경을

근거로 하게 되었다. 그런데 그 결과는 좋지 못하였다. 오히려, 1960년대 방식의 주먹구구식의 연구에 의해서는 질환을 치료하는 약제를 발견하였는데, 보다 정교한 세포 내 신호전달에 근거하여 연구한 결과는 이전보다 더 못하다는 것이다. 이는 과학이 발달하고, 세포 내의 기작을 알게 되면 복잡한 생명현상을 다 조절할 수 있다는 생각에 기인하였다고 주장하였다. 이러한 주장은 어떤 면에서 설득력이 있다고 생각한다. 항암제를 예를 들 때, 암세포 증식이나 전이를 일으키게 하는 신호전달체계를 억제하거나, 차단하는 물질을 개발함으로써 항암효과를 얻고자 하지만, 실제 인체에서 신호전달과정은 다양한 경로를 통하여 전달되기 때문에, 어떤 특정한 유전자나 시그널을 차단한다고 해서 약제를 통해 얻고자 하는 목표에 이른다는 보장이 없는 것이다.

James Le Fanu는 『현대의학의 역사』에서 이렇게 말한다. "1970년대를 전후로 극명한 대조를 이루는 제약 산업의 운명은 심오한 역설로서 연구투자의 규모와 제약개발 실적 간의 분명한 전도현상에서 잘 드러나고 있다. 이런 사실을 인식한 제약 산업은 1990년대 초 약제개발에 대한 접근방식을 바꾸기로 하였다. 새로운 방식은 자동화된 기술로 수백만 개의 화학물질을 그대로 생물학적 작용에 따라 선별하는 것이었다. 그들은 이를 통해 진정으로 독창적인 치료효과를 가진 선도화합물(lead compound)을 찾아 신약의 토대를 마련할 수 있으리라 기대하고 있다. 1940년대와 1950년대 중요한 약물의 발견을 가능케 한 이전의 방식으로의 이런 회귀는 물론 과거에 비해 훨씬 정교한 기술을 통해 이루어지고 있다고 해도 매우 의미심장하다. 정말로 효과를 낳을지는 두고 보아야 할 일이지만."

신약개발이 한편에서는 21세기 한국경제를 살리는 희망이라고 말하며, 세계는 현재 신약개발을 위한 약초(藥草)전쟁 중이라고 하는데, 또 한편에서는 신약의 빈곤시대가 도래하였음을 말하고 있다. 이러한 반영은 주식시장에서도 나타나고 있다. 한때 바이오 제약 산업은 주식시장에서 가장 인기 있던 분야였다. 그러나 최근 미국 발 금융위기와 함께 국내 굴지의 제약회사들의 주가가 폭락하고, 미국의 바이오 및 제약기업들 역시 찬바람을 맞고 있다. 더구나, 바이오 신약개발 분야는 다른 분야와는 달리 연구개발 기간이 길어서 투자자들이 장기적인 안목으로 접근해야 하는 영역이다. 그럼에도 불구하고 현재 한국에서 개발 중인 약제들은 임상시험을 추진하고 있거나 진행 중이며, 그중에서 가장 많은 비중을 차지하는 것이 항암제이다.

또 최근에 조류독감이나 인플루엔자의 유행으로 인하여 백신개발이 비교적 활발히 이루어지고 있으며, 수지상세포를 이용한 암치료제, 생체줄기세포를 이용한 척수손상, 무릎 연골손상 치료제, 뇌경색 치료제 등이 이미 품목허가를 받았거나 임상시험에 진입하고 있는 단계이다.

신약개발이 갖는 어려움과 난관을 극복하고, 21세기 경제의 동력이 되고, 의학발전을 선도할 꿈의 신약을 발굴하기 위해서 우리가 지향해야 할 목표는 무엇일까? 우리나라는 최근 수년간 성체줄기세포 연구에서 활발한 진척이 있었다. 따라서 줄기세포 치료제는 기존의 화학물질의 신약개발에 비해서 비교적 시간이 단축된다는 점에서 도전해 볼 만한 분야라고 생각한다. 성체줄기세포의 임상적인 이용을 위한 신약임상시험은 미국이나 유럽에 비해서 우리가 앞서 가고 있는 실정이다. 특히 세포치료제 분야는 기초과학이 상대적으로 취약한 우리나라에서 선진 제약강대국들과의 경쟁에서 해 볼 만한 새로운 생명과학 기술의 영역이라 할 수 있다. 즉, 세포치료제 분야는 새로운 미지의 분야로서 우리가 경쟁력을 가지고 도전해 볼 만한 것이다. 현재 자가 골수줄기세포와 지방줄기세포를 이용한 척수손상과 심장질환에 대한 세포치료제의 개발이 진행되고 있으며, 이들은 이미 임상시험의 단계에 진입하였다. 자가 골수줄기세포에 의한 뇌졸중의 치료제 역시 임상시험이 진행 중이다.

또한 천연물을 이용한 신약개발에 주목해야 하리라 생각된다. 천연물에 대한 연구는 이미 우리나라가 일본이나 중국과도 견주어 손색이 없는 우리의 강점 분야이기도 하다. 이미 중국은 중서의학(中西意學)이라고 해서 전통적인 중의학(中醫學)과 서양의학의 통합을 통해서 21세기 세계의학을 지배한다는 야심으로 천연물 연구에 국력을 집중시키고 있다. 일본과 유럽 역시 우리보다 앞서서 이 분야에 대한 투자와 지원을 해 온 지 오래이다. 세계는 지금 약초전쟁(藥草戰爭)을 치르고 있다. 수많은 항암제들과 항생제를 비롯한 신약들이 천연물에서 추출한 약제들이다. 실제로 최근 암 치료의 분자표적치료에 언급되고 있는 세포신호전달계의 시그널들은 모두가 천연물에 존재하는 것들이고, 천연물 성분을 이용하여 암 치료에 이용될 수 있는 가능성이 확인된 지 오래이다. 또한 천연물 신약개발은 화학물질에 비해 시간과 비용에 있어서 부담이 경감된다. 그러나 여기에도 천연물의 단일 성분을 추출하고 정제하여 그 기능을 탐색하는 방대한 작업에는 예외 없이 막대한 자본과

시간이 소요된다. 신약개발로 직행하기에는 재정적으로나, 기본 인
프라 연구로 보아 어려움이 많다. 그 대안으로서 질병치료를 위한
천연물 기능성 식품에 대해서 주목해 볼 필요가 있다. 신약개발에
따르는 신약청의 평가기준과 과학 학술논문에서 인정하는 기준이
주로 단일성분을 원칙으로 하고 있는 반면에 천연물 추출물은 수
많은 복합물질로 구성되어 있다. 그래서 접근방식에서 근본적으로
신약개발과 식품에는 한계가 많다. 최근에는 천연물 추출물에 의한
신약이 허가되는 사례도 있는 것으로 보아 향후 천연물의 연구에
기대를 해 본다.

⌒→ 송창훈

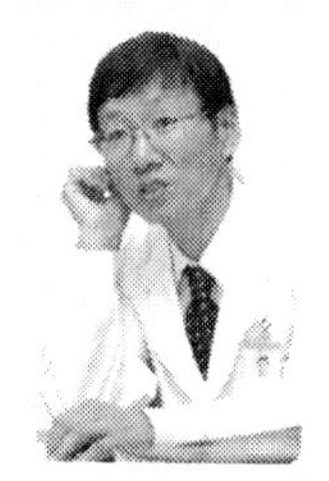

저자는 1983년 조선대학교 의과대학을 졸업하였다. 육군 군의관, 산부인과 전공의 과정, 박사학위 과정을 거쳐서 1991년 조선대학교 의과대학 산부인과학 교수로 부임하였다. 미국 시카고에 소재한 University of Illinois at Chicago에서 조기진통에 관한 연구를 수행하였다. 그 후 1998년부터 학술진흥재단, 과학재단, 보건복지부, 과학기술부, 산업자원부의 연구 과제로서 인공자궁태반 개발을 추진하였으며 최근에는 제대혈 줄기세포를 이용한 척수손상치료제 개발을 진행 중이다. 의학교육에 관심을 가지고 조선대학교 교육개혁특성화사업팀, 의학교육특성화팀과, 현재는 의학교육학교실 겸임교수로 참여 중이다. 창조의학토론회와 글쓰기 등 다양한 의학교육 모델을 시도 중이다. 저서로는 『고위험임신』, 『조산아관리현황과 정책수립방안』 등이 있다.

현대의학이 직면한 패러다임의 변화

초판인쇄 | 2008년 12월 20일
초판발행 | 2008년 12월 20일

지은이 | 송창훈
펴낸이 | 채종준
펴낸곳 | 한국학술정보㈜
주 소 | 경기도 파주시 교하읍 문발리 513-5 파주출판문화정보산업단지
전 화 | 031) 908-3189(대표)
팩 스 | 031) 908-3189
홈페이지 | http://www.kstudy.com
E-mail | 출판사업부 publish@kstudy.com

등 록 | 제일사-115호(2000. 6. 19)
가 격 | 25,000원

ISBN 978-89-534-9994-2 03510(Paper Book)
　　　 978-89-534-9995-9 08510(e-Book)